Huub Buijssen

DEPRESSION

HELFEN UND SICH NICHT VERLIEREN

Huub Buijssen

DEPRESSION

HELFEN UND SICH NICHT VERLIEREN

Ein Ratgeber für Freunde und Familie

Aus dem Niederländischen
von Eva Grambow

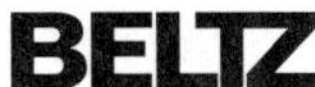

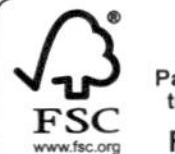

MIX
Papier aus verantwortungsvollen Quellen
FSC® C089473

Dieses Buch ist erhältlich als:
ISBN 978-3-407-86616-5 Print
ISBN 978-3-407-86617-2 E-Book (ePub)
7. Auflage 2020

Titel der niederländischen Originalausgabe: »Als je man, dochter, zus, ... depressif is«
Das Werk erschien erstmals 2010 bei Uitgeverij Unieboek Het Spectrum.

Umschlaggestaltung: www.anjagrimmgestaltung.de (Gestaltung),
www.stephanengelke.de (Beratung)
Bildnachweis: © Alan Shapiro/Stocksy.com

Herstellung: Sonja Frank
Satz: publish4you, Engelskirchen
Layout: Nancy Aprile
Druck und Bindung: Beltz Grafische Betriebe, Bad Langensalza
Printed in Germany

Weitere Informationen zu unseren Autor_innen und Titeln
finden Sie unter: www.beltz.de

INHALT

EINLEITUNG

Sie lesen dieses Buch wahrscheinlich, weil ein Ihnen Nahestehender eine Depression hat. Sie sind nicht der Einzige, der das Schicksal eines Nächsten mit einer Depression erleidet. Jeder fünfte Mensch erlebt in seinem Leben eine Depression. Tatsächlich sind es noch mehr, denn in dieser Statistik nicht enthalten sind die Hunderttausenden von Suchtkranken, die an Depressionen leiden (oder litten) und versuchen, ihre depressive Stimmung durch Alkohol, Drogen oder Medikamente, insbesondere Schlaftabletten und Angstdämpfer, zu bekämpfen. Wenn man bedenkt, dass eine Person im Durchschnitt etwa fünf bis sieben nahe Angehörige (Partner, Kinder, Eltern, Brüder, Schwestern oder beste Freunde) hat, dann ist es fast wie ein Lottogewinn, wenn man es weder als Patient noch als Nächster mindestens einmal in seinem Leben mit einer Depression zu tun bekommt.

Wenn Ihr Partner, Ihr Bruder oder Ihre Schwester, Ihr Kind oder ein Elternteil eine Depression bekommt, werden Sie sich viele Fragen stellen: Was empfindet ein Mensch mit einer Depression? Wie kann ich helfen? Was sollte ich hingegen vermeiden? Wie kann ich meinen an Depression leidenden Angehörigen dazu bringen, professionelle Hilfe in Anspruch zu nehmen? Und wie finde ich gute Hilfe? Wie sorge ich dafür, dass meine eigene Stimmung nicht darunter leidet und ich selbst durchhalte? Dieses Buch möchte Ihnen helfen, auf diese und ähnliche Fragen Antwort zu finden.

Die Botschaft dieses Buches lautet: Sie können viel für Ihren Angehörigen tun – oft sogar mehr als professionelle Helfer. Denn Sie sind für Ihren depressiven Angehörigen nicht nur wichtiger als jene, sondern verbringen auch viel mehr Zeit mit ihm. Mit einem professionellen Helfer wie zum Beispiel einem Psychologen, der Ihren Angehörigen behandelt, hat er meistens weniger als eine Stunde in der Woche Kontakt, während Sie einen großen Teil eines jeden Tages mit ihm verbringen. Ihre Einstellung zu ihm und Ihre Unterstützung können dann entscheidend sein.

Depressionen betreffen nicht nur Ihr Familienmitglied, sondern auch Sie. Eine Depression unterwirft einen Menschen ihren Gesetzen: »Benimm dich unentschlossen, werde passiv, reagiere schnell betroffen, ziehe dich zurück, verliere deine Begeisterung und Lebensfreude.« Dieses andersartige, oft weniger angenehme Verhalten wirkt sich auf Ihre Stimmung aus. Stress, Unverständnis und Irritation können dazu führen, dass Sie die Kontrolle über Ihr eigenes Leben verlieren und sich von Ihrem Familienmitglied entfremden. Es mag Sie nicht überraschen, dass sich drei von vier Betreuenden laut Studien emotional zu sehr belastet fühlen. Wenn Ihr Angehöriger in eine depressive Krise gerät, dann stehen die Beziehungen oft auch unter Druck. Fast jede körperliche und geistige Erkrankung führt dazu, dass sich jemand mehr mit sich selbst und weniger mit dem anderen beschäftigt. Bei einer Depression trifft dies verstärkt zu. Die Art einer Depression lässt jemanden sich nach innen wenden. Das frühere Gleichgewicht zwischen Geben und Nehmen wird gestört. Und die beschränkte Energie, die ein Mensch noch hat, braucht er für seine eigene Genesung. Darüber hinaus entzieht die Depression nicht nur dem Patienten, sondern auch seinen Angehörigen Energie. Gefühle sind ansteckend. Schuldgefühle, Unsicherheit, Ungewissheit über die Zukunft und auch Ärger und Irritationen, das sind alles Gefühle, die den Patienten selbst belasten und auch die Nächsten quälen. Aus all diesen Gründen ist Depression für die Umwelt belastender als andere Zustände.

Dieses Buch versucht, Ihnen Ratschläge und Strategien zu vermitteln, die verhindern können, dass Sie psychisch abgleiten und nicht nur Ihren Angehörigen verlieren, sondern auch sich selbst. Viele dieser Empfehlungen stammen von Menschen, die in derselben Situation sind wie Sie. Das bedeutet nicht, dass alles, was Sie in diesem Buch vorfinden, auch für Sie zutreffend ist oder Sie anspricht. Das muss auch nicht sein: Oft werden Sie schon eine Hoffnung und Perspektive finden, wenn einige Ratschläge dabei sind, die Sie umsetzen können.

In diesem Buch habe ich zugunsten der besseren Lesbarkeit grundsätzlich die grammatikalisch männliche Form gewählt, wenn ich von einem depressiven Angehörigen spreche. Selbstverständlich werden nicht nur Männer depressiv – daher kann immer da, wo »er« steht, auch »sie« gelesen werden.

Huub Buijssen, Tilburg

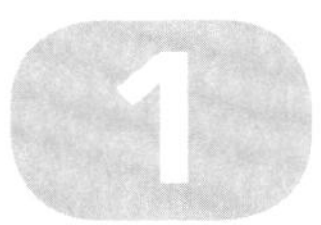

DEPRESSION: INNENANSICHT

Wie empfindet man eine Depression? Was geht in Kopf und Körper Ihres Partners, Kindes oder Elternteils vor?

Möglicherweise stellen Sie sich diese Frage auch immer wieder, da Sie nicht verstehen können, warum Ihr Angehöriger sich jetzt so anders verhält als früher.

Wenn Sie selbst nie eine Depression hatten, kann Ihnen das Wissen darüber helfen, was Ihr Angehöriger erleidet. Mit diesem Wissen werden Sie mehr Verständnis für ihn aufbringen und ihn auch besser unterstützen können.

Ich werde das Erleben einer Depression zu skizzieren versuchen, indem ich deren Symptome eines nach dem anderen erkläre. Vorsorglich weise ich schon einmal darauf hin, dass dies kein ermunternder Lesestoff ist, und rate Ihnen, lieber nur in Etappen zu lesen: Ein Kapitel in einem Zuge durchzulesen wird Ihrer Stimmung nicht gerade guttun!

Zunächst aber noch zwei Bemerkungen vorweg – die erste, Thema des folgenden Abschnitts, über die Schwierigkeit, treffende Worte für die Beschreibung des Depressionserlebens zu finden, die zweite, Thema des darauf folgenden Abschnitts, über die vielen Gesichter der Depression.

Depression ist unerklärbar

Es ist eine nahezu unlösbare Aufgabe zu beschreiben, wie man eine Depression empfindet. »Erfahrene Psychiater sagen, dass man bei langer Erfahrung eine Schizophrenie einigermaßen nachvollziehen könne, eine tiefe von innen heraus aufsteigende Depression, eine Melancholie, dagegen könne man nicht nachfühlen« (Manfred Lütz 2009).

Selbst Schriftsteller, die eine Depression erlitten haben, spüren immer wieder, dass Worte für die Beschreibung des Erlebens einer Depression nicht ausreichen.

Dazu der Schriftsteller und Experte Matt Haig:

> Es ist schwer, jemanden zu erklären, was eine Depression ist, der noch nie eine hatte.
> Es ist, als würde man einem Alien das Leben auf der Erde erklären.
> Es fehlen einfach die Bezugspunkte.
> Man muss sich mit Metaphern helfen.
> Du steckst in einem Tunnel fest.
> Du bist tief unter Wasser.
> Du brennst lichterloh.
> Vor allem ist da die Intensität.
> Sie sprengt die normale Skala der Emotionen.
> (Matt Haig 2016)

Depression fällt in ein Erfahrungsgebiet, für das Worte nicht ausreichen. Es ähnelt einem Gelände, das von einem unüberwindlichen Zaun eingegrenzt wird, an dem ein Schild hängt mit der Aufschrift: EINTRITT VERBOTEN FÜR NORMALE KOMMUNIKATION. Der Schriftsteller William Styron (vor allem durch das verfilmte Buch *Sophies Entscheidung* bekannt), der im Alter eine Depression bekam, drückte es so aus:

»Das Leiden, das eine schwere Depression mit sich bringt, ist für Nichtbetroffene unvorstellbar. Für die meisten Menschen, die darunter gelitten haben, ist ihre Schrecklichkeit so überwältigend, dass es praktisch nicht auszudrücken ist« (William Styron 2010).

Dieses Buch benutzt Worte zur Vermittlung; die Beschreibung der Depression kann daher nicht anders als unzulänglich sein. Denn wenn es sogar jenen Schriftstellern, die selbst eine Depression erlebt haben, nicht gelingt, treffend auszudrücken, wie man sich damit fühlt, wäre es für mich – der weder Schriftsteller ist noch eine Depression erlebt hat – anmaßend, eine Depression von innen heraus beschreiben zu wollen. Ich werde jedoch versuchen, das Erleben einer Depression aufgrund meiner Kenntnis und Erfahrung als Psychologe und anhand der Fachliteratur zu skizzieren. Um den Lesern einen möglichst lebensechten Eindruck der Krankheit zu verschaffen, werde ich hier und da Patienten zitieren, die ich behandeln durfte, Aussagen von bekannten und weniger bekannten Patienten aus Zeitungen und Zeitschriften wiedergeben und Zitate aus Romanen anführen.

Die tausend Gesichter der Depression

Keine einzige Depression ist genau wie die andere. Die Depression ist ein Syndrom, d.h. ein Krankheitsbild, das sich aus dem Zusammentreffen verschiedener charakteristischer Symptome ergibt.

Von den neun Symptomen aus dem unten stehenden Kasten müssen wenigstens fünf vorhanden sein und zusätzlich mindestens eines der beiden ersten Symptome.

Merkmale einer depressiven Störung

- Trübe, niedergedrückte Stimmung; Gefühl von innerer Leere
- Verlust von Interesse und Lebensfreude
- Gefühle von Wertlosigkeit oder Schuldgefühle
- Schlafstörungen
- Verringerter oder größerer Appetit oder deutliche Gewichtsveränderung
- Energiemangel oder Müdigkeit
- Trägheit oder im Gegenteil anhaltende körperliche Unruhe
- Konzentrationsprobleme oder Entscheidungsunfähigkeit
- Wiederholte Gedanken an den Tod oder an Selbsttötung

Ihr Angehöriger muss also nicht unter *sämtlichen* Erscheinungen leiden, die Teil einer Depression sein können. Vielleicht hat er keine Schlafprobleme, ist aber sehr wohl schwunglos und sehr niedergeschlagen. Mit den neun Symptomen der Depression sind zahllose Kombinationen möglich. Es können sogar zwei Patienten eine Depression haben, ohne dass auch nur ein einziges Symptom bei ihnen übereinstimmt. Das liegt unter anderem auch daran, dass bestimmte Symptome sich auf gegensätzliche Weise äußern können: Man kann zu wenig oder im Gegenteil zu viel schlafen, abnehmen oder zunehmen, wenig Appetit oder gerade mehr haben, träge oder erregt sein, Konzentrationsstörungen haben oder entscheidungsunfähig sein.

Darüber hinaus kann auch die Intensität der Erscheinungen je nach Person variieren. Man kann in höherem oder geringerem Maß Essprobleme, leichte oder schwere Konzentrationsprobleme haben und so weiter. Und die Intensität der Gefühle beeinflusst das Erleben direkt: Trübe Stimmung ist bei einer leichten Depression von ganz anderer Art als bei einer schweren. Im ersten Fall kann der Betroffene noch weinen – im zweiten ist er so erstarrt, dass er nicht einmal mehr seinen Trübsinn wirklich spüren kann.

Und schließlich erlebt auch noch jeder die Beschwerden auf eine andere Art. Der eine findet es schrecklich, sich nicht richtig konzentrieren zu können – ein anderer regt sich darüber kaum auf, quält sich jedoch stark damit, den Menschen seiner unmittelbaren Umgebung zur Last zu fallen.

Jede Depression ist also anders. Man kann gewissermaßen sagen, dass es so viele Depressionen wie Depressionspatienten gibt. Es ist gut, sich dies klarzumachen, ehe Sie die weitere Beschreibung der Symptome lesen.

Trübe Stimmung

Neben dem Verlust der Genussfähigkeit ist eine niedergeschlagene Stimmung eines der Hauptmerkmale einer Depression; so wird die Krankheit auch mit dem Begriff »krankhafter Trübsinn« bezeichnet. Ein Betroffener wird das Wort »trübsinnig« wahrscheinlich nicht benutzen, sondern eher Umschreibungen wählen wie etwa: »Ich fühle mich schrecklich mies«, »Ich sitze in einem tiefen Loch«, »Ein Grauschleier liegt über allem«, »Es ist, als liege eine dunkle Decke über mir« oder »Ich kann den Weg zum Licht und zur Fröhlichkeit nicht mehr finden«.

Der Trübsinn muss nicht tagein, tagaus auf ein und dieselbe Weise in Erscheinung treten. In den meisten Fällen ist die Depressivität morgens heftiger als abends. Ein depressiver Mensch hat dann jeden Tag große Startprobleme; er würde sich am liebsten die Decke über die Ohren ziehen und liegen bleiben.

Manchmal trifft jedoch genau das Gegenteil zu: Man fühlt sich morgens besser und gleitet stimmungsmäßig ab, je weiter der Tag fortschreitet. Diese im Laufe des Tages steigende oder fallende Stimmung wird in der Fachliteratur als »Tagesschwankung« bezeichnet. Da dies eines der wenigen Symptome ist, das nur bei einer depressiven Erkrankung auftritt, werden Psychotherapeuten und Psychiater immer danach fragen, wenn sie eine Depression vermuten.

Zu Beginn dieses Kapitels habe ich erwähnt, dass Sie sich wahrscheinlich immer wieder fragen, was Ihr depressiver Angehöriger fühlt. Möglicherweise hielten Sie diese Frage für unangebracht, da Sie bei dem Wort »Depression« automatisch an eine Phase in Ihrem eigenen Leben denken, in der Sie es selbst schwer hatten, und darum zu wissen meinen, was in Ihrem depressiven Angehörigen vorgeht. Sollte Ihre Stimmung in jener Periode jedoch wegen eines traurigen Ereignisses in Ihrem Leben gesunken sein, so haben Sie eine Periode der Trauer durchlebt. In diesem Fall war Ihre Reaktion normal und hatte mit einer Depression nichts zu tun.

Der Trübsinn einer Depression ist nicht zu vergleichen mit dem Trübsinn der Trauer und ebenso wenig mit dem Trübsinn einer depressiven Verstimmung, die wir alle einmal durchmachen. Ein Mensch mit einer schweren Depression empfindet vor allem Leere.

Wie dieser Schüler, Protagonist im Roman *Normal People*:

> Alles überkam ihn. Die Heulkrämpfe, die Panikattacken. Und es schien alles von außen zu kommen, nicht von innen. Im Inneren fühlte er nichts. Es schien, als sei er aus dem Gefrierschrank gekommen und an der Oberfläche schnell aufgetaut und geschmolzen, während das Innere noch steinhart war. Irgendwie zeigte er

mehr Emotionen als je zuvor, während er gleichzeitig weniger fühlte, nichts empfand.

(Sally Rooney 2018)

Als ich einen meiner depressiven Patienten fragte, was er fühle, sagte er: »Wenn man sich aus einem bestimmten Grund sehr trübsinnig fühlt, ist das schlimm. Aber dann fühlt man wenigstens noch etwas. Bei einer (schweren) Depression fühlt man nichts, und das ist um vieles schlimmer. Es ist, als stehe eine gläserne Wand zwischen mir und meinen Gefühlen.« Es dauerte eine Weile, ehe ich verstand, was er damit meinte. Ich begriff es erst – ein wenig! –, als mir eine Erinnerung an ein Jahre zurückliegendes Ereignis zu Hilfe kam:

Mit siebenundzwanzig Jahren verliebte ich mich in Nelleke, ein Mädchen, das sechs Jahre jünger war als ich und Niederländisch studierte. Wir freundeten uns an, doch leider zog sie zwei Monate später von Nijmegen – wo auch ich wohnte – nach Amsterdam. »Diese Stadt passt besser zu mir, man kann dort mehr machen«, erklärte Nelleke. Von da an hatten wir eine Wochenendbeziehung. Jeden Freitag oder Samstag, wenn wir einander sahen, kam es mir vor, als sei ich für sie ein Fremder, so befangen verhielt sie sich in den ersten Stunden. Erst nach längerem körperlichem Kontakt (das heißt nach dem Liebesakt) taute Nelleke auf und schien sich wieder wohlzufühlen. Ich schrieb ihr immer wiederkehrendes, offensichtliches Unbehagen ihrer Schüchternheit zu und der Tatsache, dass sie – wohl wegen der sechs Jahre Altersunterschied – ein wenig zu mir aufsah. »Du bist viel weiter als ich«, sagte sie hin und wieder. Nach einem Jahr beendete Nelleke aus diesem Grund die Beziehung (sie ließ es mich mit einem achtzeiligen Brief wissen; ihre Verlegenheit war zu groß, als dass sie es mir hätte sagen können). Einige Wochen davor hatte sie mir etwas anvertraut, das ich nicht verstand und das mich damals merkwürdigerweise nicht alarmierte: Als ich sie eines Abends fragte, woher die vielen kleinen roten Flecken an der Innenseite ihres linken Armes rührten, sagte sie, es seien Brandwunden. »Ehe ich dich kennenlernte, hatte ich Perioden, in denen ich mich mit Zigaretten verbrannte.« Als ich fragte, warum sie das getan habe, erklärte sie: »Um etwas zu fühlen.«

Was sie mit diesem Satz gemeint hatte, verstand ich erst, als Jahre später jener oben erwähnte depressive Patient von der »gläsernen Wand« zwischen sich und seinen Gefühlen sprach. Ehe ich Nelleke kennenlernte, war sie depressiv gewesen. Und auch während wir befreundet waren, war sie noch nicht ganz davon genesen, denn auch zu jener Zeit hatte sie noch nicht wirklich Zugang zu ihren Gefühlen. Daher rührte die jede Woche wiederkehrende Unbehaglichkeit zwischen uns.

An nichts mehr Freude haben

Stellen Sie sich einmal vor, Ihr größter Wunsch oder ein lange gehegter Traum von Ihnen erfüllte sich und Sie könnten darüber kein Fünkchen Glück empfinden – mehr noch: Sie blieben völlig gleichgültig.

Sie werden verstehen, warum ich Sie bitte, dieses Gedankenexperiment zu vollziehen. Es hilft Ihnen, einen wichtigen Aspekt oder ein Symptom der Depression kennenzulernen: nicht mehr genießen zu können. Selbst Dinge, die man früher sehr wohl genießen konnte – ein strahlend sonniger Tag, eine interessante Begegnung, eine heiße Dusche, ein Kind, das einen Streich spielt –, können einen Menschen, der an einer Depression leidet, kaltlassen. Es ist, als sei sein Herz gefroren.

Dadurch, dass der Betroffene nichts mehr genießen kann, freut er sich auch auf nichts. Er hat keine Sehnsüchte mehr. Er atmet, isst und schläft wohl noch, doch sein Leben steht still. Um anderen zu verstehen zu geben, was er empfindet, benutzt er vielleicht Ausdrücke wie »Ich habe zu nichts mehr Lust«, »Ich muss mich zu allem zwingen«, »Nichts geht mehr von allein«, »Ich bin wie ein Roboter: Ich tue wohl noch etwas, aber ich empfinde nichts mehr dabei«, »Ich langweile mich immer«, »Früher ging ich pfeifend zur Arbeit, jetzt muss ich mich jedes Mal dazu zwingen«, »Ich kann nicht mehr lachen, ich habe an nichts mehr Spaß«. Ein Mann, der seit Ewigkeiten zu allen Spielen seines Fußballklubs ging, kann dies plötzlich unterlassen, da Fußball ihm jetzt »nichts mehr bedeutet«.

Ein 58-jähriger Journalist drückt es so aus:

> Die Gitarre, seit Jahrzehnten mein Begleiter, setzt in der Ecke Staub an. Der Akku der Kamera, mit der ich früher die Welt bereiste, ist seit Wochen nicht mehr aufgeladen. Der Wunsch zu reisen – in den Wahnsinn einer asiatischen Stadt einzutauchen, vom rauen Skandinavien überwältigt zu werden, mich am 4-Jahreszeiten-Gezwitscher der Italiener zu erlaben – ist erloschen.
> (Arno Haijtema 2019)

Sich schuldig oder wertlos fühlen

Der berühmte Wiener Psychiater Sigmund Freud hat viele Behauptungen aufgestellt, über die wir heute mitleidig den Kopf schütteln. Er hat uns jedoch auch zahlreiche Einsichten geschenkt, die auch heute noch ihre Gültigkeit haben. Eine seiner Entdeckungen, die bis heute aufrechterhalten wird, handelt vom Unterschied zwischen Trauer und Depression. Ein Trauernder kennt auch Seelenschmerz, Trübsinn und Verzweiflung, doch bei einem Menschen mit einer Depression kommt noch etwas hinzu: Er leidet an einem übergroßen Gefühl von Minderwertigkeit und einer starken Neigung zu Selbstmitleid. Eine Depression bewirkt, dass man alles durch eine schwarze Brille sieht, zuallererst sich selbst. Der Betroffene hat ein geringes Selbstwertgefühl; im schlimmsten Fall ekelt er sich vor sich selbst. Ihn bewegen Gedanken wie »Ich bin nichts wert«, »Ich kann nichts«, »Ich bin so wertlos, dass ich wünschte, jemand anders zu sein – jeder, außer mir selbst«.

Hat er einen Erfolg gehabt, ist er geneigt, diesen dem Zufall oder dem Glück zuzuschreiben. Einen Fehler jedoch rechnet er sich unweigerlich selbst an: »Da sieht man ja, dass ich es nicht kann.« Und so denkt er, selbst wenn ihn nach Meinung seiner Mitmenschen nicht die geringste Schuld trifft. (Man beachte, dass Menschen, die sich in ihrer Haut wohlfühlen, genau das Gegenteil tun: Erfolge schreiben sie eigenen Qualitäten und eigenem Einsatz zu, Versagen eher einem dummen Pech, den Umständen oder anderen Menschen.)

Ein Mensch mit einer Depression denkt nicht nur negativ über seine Leistungen, sondern auch über seinen Körper: »Ich bin viel zu dick/hässlich/unattraktiv.« Auch seine Eigenschaften sieht er negativ: »Ich bin dumm/langweilig/pessimistisch.« Sein geringes Selbstwertgefühl kann sich auch auf moralische Eigenschaften beziehen: »Ich bin ein schlechter Mensch/nicht vertrauenswürdig/egoistisch/nutzlos.« Das Ergebnis all dieser negativen Urteile kann schließlich sein, dass er sich als völlig misslungen ansieht; er meint, nichts aus seinem Leben gemacht zu haben.

Auch der berühmte niederländische Schriftsteller Simon Vestdijk – von dem gesagt wurde, er könne »schneller schreiben, als Gott lesen« könne – wurde mehr als einmal von einer depressiven Phase geplagt. Über seine Gefühle von Wertlosigkeit während einer dieser Episoden schrieb er:

> Im Februar bekam ich eine Depression. Es war genauso wie beim ersten Mal [...] [Ich] versank in die unerträglichste Verzweiflung, mit einem besonders heftigen Schuldgefühl, da ich dies nicht selbst hatte verhindern können, zum Beispiel durch den »Willen«, den mein Vater in den höchsten Tönen gepriesen hatte. Ich hatte bewiesen, dass ich völlig gesund war, in der Schule hatte ich arbeiten können wie kein anderer – und jetzt doch dieses elende Gefühl in Körper und Seele, und alles noch deutlicher, ausgeprägter als zuvor: [...] nicht mehr arbeiten können, nie mehr arbeiten können, ein quälendes Minderwertigkeitsgefühl, da ich mit niemandem darüber sprechen und nirgends Schicksalsgenossen entdecken konnte.
> (Simon Vestdijk 1975)

Schlafstörungen

Etwa zwanzig Prozent der Bevölkerung haben regelmäßig Schlafprobleme. Vielleicht gehören Sie selbst auch dazu. Doch auch wenn Sie nicht dazugehören, werden Sie sicher manchmal schlecht oder zu wenig geschlafen haben. Wie haben Sie sich danach gefühlt? Für die meisten von uns gilt, dass wir uns dann durch den Tag schleppen müssen. Schlafforscher haben die Folgen einer schlechten Nachtruhe mit einem Kater durch zu ausgiebigen Alkoholgenuss verglichen. Für viele Menschen gilt daher, dass ihr Glücksgefühl zu einem wichtigen Teil mit der Qualität ihres Schlafes zusammenhängt. Nach einer guten Nachtruhe fühlen sie sich gut, nach einer schlechten Nachtruhe eben nicht. Stellen Sie sich jetzt einmal vor, Sie schliefen nicht nur ein einziges Mal schlecht, sondern wochenlang. Wenn Sie sich davon einen Begriff machen können, so können Sie sich wieder ein wenig besser in einen Menschen mit einer Depression hineinversetzen.

Depressionen gehen fast immer mit Schlafproblemen einher. Die häufigste Klage ist, dass man sehr früh erwacht und dann nicht mehr einschläft. Manche Betroffenen liegen stundenlang wach und grübeln, ehe sie in den Schlaf fallen, und erwachen dann nach einigen Stunden schon wieder. Andere wachen immer wieder auf und haben den Eindruck, niemals eine gute Nacht zu verbringen. Wieder andere schlafen fast gar nicht oder – um es vorsichtiger auszudrücken – scheinen nur sehr wenig zu schlafen.

Eine Schlafstörung kann sich aber auch im Gegenteil äußern: Der Betroffene geht früh schlafen und steht spät auf. Es kann sogar geschehen, dass ein depressiver Mensch auch tagsüber noch schlafen will: Wenn er schläft, spürt er den Trübsinn eine Weile nicht und kann die Leere seines Lebens vergessen.

Wenn Sie mit einem depressiven Menschen zusammenleben, kann sowohl das kurze, unruhige Schlafen als auch das endlos lange Schlafen unangenehm für Sie sein. Der kurze, unruhige Schlaf kann Ihre eigene Nachtruhe stören, das lange Schlafen Ärger hervorrufen (»Gehst du schon wieder ins Bett?«).

Mit Widerwillen essen oder sich überessen

Für eine Weile dachte ich, es läge daran, dass ich nicht genug in der Auswahl meiner Ernährung variierte. Aber jetzt tue ich es und doch schmeckt das Essen, das ich selbst zubereite, wie Pappe, zu salzig oder zu fad. Die Nudeln sind nicht gar oder zu weich. Die

Frucht zu bitter, das Gemüse faserig, der Wein zu sauer oder zu schwer.

(Arno Haijtema 2019)

Eine Depression kann auch mit einer Veränderung des Essverhaltens einhergehen. Oft hat der Betroffene weniger Appetit als früher. Das Essen schmeckt ihm auch viel weniger. Wenn das Leben keine Freude macht, ist auch das Essen kein Genuss. Überdies essen wir ja, um am Leben zu bleiben. Ein depressiver Mensch isst (viel) weniger, oft nur mit Widerwillen. Das führt manchmal zu einem deutlichen Gewichtsverlust. Die Folge kann ein schlechtes oder ungesundes Aussehen sein.

Auch hier kann das Gegenteil eintreten. Der Betroffene isst möglicherweise mehr – als müsse die Nahrung die geistige Leere, die er innerlich fühlt, beseitigen. Aus dem Essen wird dann manchmal geradezu Fressen. Vor allem Menschen mit einer Winterdepression oder einer bipolaren Störung (einer manisch-depressiven Depression) haben oft die Neigung, mehr zu essen, als gut für sie ist.

Auch das Verdauungsmuster ist manchmal gestört. Der Betroffene hat Probleme mit Durchfällen oder Verstopfung. Das Magen-Darm-System ist bei vielen Menschen ein Barometer der Seele.

Müde und matt

Eine häufig auftretende Erscheinung der Depression ist eine übermächtige Müdigkeit. Diese ist jedoch ganz anders als die Müdigkeit, die man nach einem harten Arbeitstag oder einer starken körperlichen Anstrengung empfindet. Nach einer langen Fahrradtour oder einer strammen Bergwanderung etwa fühlt man sich »angenehm müde«. Man weiß, warum man müde ist, man weiß auch, dass die Müdigkeit durch Ausruhen vorübergeht.

Bei einer Depression entspricht die Müdigkeit nicht der vorhergehenden Anstrengung. Die Spannkraft ist verschwunden. Die Müdigkeit scheint zum Teil der Person geworden zu sein und verschwindet auch nicht nach einer erholsamen Nacht in einem komfortablen Bett. Die früher straff gespannte Sehne ist jetzt so schlaff und dünn wie ein Baumwollfädchen. Eine Depression kann die frühere Vitalität auf mysteriöse Weise aus Körper und Kopf sickern lassen. Selbst Tätigkeiten, die wenig Energie erfordern – die Windel des Kindes wechseln, Geschirr spülen, einen Fahrradschlauch flicken –, können dann schon zur Erschöpfung führen. Daher ist manchmal das Einzige, zu dem der Betroffene noch fähig ist, die Aufrechterhaltung einer Scheintätigkeit.

Auch die eigene Körperpflege bewältigt ein an Depression leidender Mensch kaum noch oder gar nicht mehr. Diese mangelnde Eigenfürsorge ist – ebenso wie der Rückzug aus sozialen Kontakten – keine bewusste Entscheidung. Der Kranke will sehr wohl, schafft es aber nicht.

Im Falle einer mäßigen bis schweren Depression ist auch die Aufrechterhaltung von Kontakten eine Aktivität, die viel von dem Betroffenen verlangt. Es kann schon zu viel sein, ans Telefon zu gehen oder auf die Türklingel zu reagieren, und erst recht, selbst die Initiative zu ergreifen und Kontakte zu pflegen.

> Ich habe einen Termin beim Friseur, vor dem ich mich jetzt schon fürchte, obwohl er noch drei Stunden entfernt ist. Wie soll ich mit meiner überschwänglichen Friseuse plaudern, wo es mich schon grenzenlose Mühe kostet, meinen Mund zu einem Lächeln zu ver-

ziehen? Mein Gesicht ist gleichzeitig wachsweich und versteinert. Die Muskeln streiken.
(Martha Manning 1996)

Langsamkeit oder anhaltende körperliche Unruhe

Sicher sind Sie schon einmal in einem Gewässer von etwa ein bis eineinhalb Meter Tiefe gelaufen. Dann wissen Sie, dass das Vorwärtskommen in flachem Wasser viel mühsamer ist, als normal an Land spazieren zu gehen. Stellen Sie sich nun einmal vor, Sie wären in einem Schwimmbad, das nicht mit Wasser, sondern mit Sirup gefüllt ist. Wie viel Energie würde es Sie dann kosten, voranzukommen? Ich werfe diese Frage auf, weil ein depressiver Mann einmal zu mir sagte, so erlebe er seine Depression: wie das Waten durch Sirup.

Eines der Symptome der Depression – Energiemangel – geht also auch mit Langsamkeit einher. Manche Fachleute meinen, die psychomotorische Hemmung, eher »Retardierung« (wörtlich: »Verlangsamung«), sei der Kern einer Depression. Sie verweisen dabei auf »Niedergeschlagenheit« oder »sich down fühlen« – Worte, mit denen depressive Menschen ihren Gemütszustand auszudrücken versuchen. Nach Ansicht dieser Fachleute drückt ein depressiver Mensch mit solchen Worten sehr treffend aus, dass er sich als »am Boden fixiert« empfindet, zu Aktivitäten kaum oder gar nicht imstande. Und wenn es ihm dann doch gelingt, eine Aktivität zu entfalten, dann geschieht dies oft nur mit vermindertem oder halbem Tempo. So kann also ein schwer depressiver Mensch tatsächlich das Gefühl haben, durch Sirup gehen zu müssen.

Die Langsamkeit bleibt nicht auf die Bewegung beschränkt, sondern umfasst auch das Denken. So sagte ein depressiver

Politiker: »Mein Denktempo ist auf ein Niveau reduziert, das erheblich niedriger liegt als mein normales Denktempo« (Ger Klein 1994). Wenn Sie also Ihrem depressiven Angehörigen eine Frage stellen, kann es geschehen, dass die Antwort erst erfolgt, wenn Sie sie schon gar nicht mehr erwarten.

Es ist gut möglich, dass ein depressiver Mensch selbst nicht bemerkt, dass er im Denken langsamer geworden ist, erst recht, wenn sich die Depression sehr langsam in sein Leben eingeschlichen hat. Auch den Menschen, die täglich mit ihm umgehen, fällt es dann oft nicht auf: Die Veränderung hat sich unbemerkt vollzogen. Doch Personen, die ihn lange nicht gesehen oder gesprochen haben, registrieren es sofort. Sie nehmen wahr, dass er langsamer und monotoner als früher spricht und sich langsamer bewegt. Sie sehen ihn gewissermaßen wie in Slow Motion.

Während er selbst langsamer geworden ist und sich nur voranzuschleppen scheint, hat der depressive Mensch das Gefühl, die Zeit selbst sei langsamer. Es kommt ihm vor, als enthalte eine Minute nicht sechzig Sekunden, sondern mindestens doppelt so viele.

> Ähnlich wie Hundejahre richten sich die Minuten der Depression nach einer künstlichen Zeitvorstellung. Ich weiß noch, wie ich erstarrt im Bett lag und weinte, weil ich sogar Angst vor dem Duschen hatte, zugleich indes genau wusste, dass es nichts Schlimmes ist. Immer wieder durchlief ich im Geiste die einzelnen Schritte eines Besuchs im Bad: Du drehst dich um und setzt die Füße auf den Boden, du stehst auf, du gehst von hier zum Bad, du öffnest die Tür des Badezimmers, du gehst bis zum Rand der Wanne, du öffnest den Wasserhahn, du stellst dich unter den Wasserschwall, du seifst dich ein, du spülst dich ab, du trittst hinaus, du trocknest dich ab, du

gehst zum Bett zurück. Zwölf Teile, die mir genauso schwer erschienen wie ein Gang an den Kreuzwegstationen entlang.
(Andrew Solomon 2001)

In manchen Fällen tritt aber statt Langsamkeit und psychomotorischer Hemmung das Gegenteil ein: Unruhe, ein gespanntes Gefühl im ganzen Körper, vor allem in den Muskeln. So sagte ein depressiver Mann mir vor Kurzem: »Wenn ich nicht zusammengerollt auf dem Sofa liege, muss ich ständig rastlos auf und ab gehen. Ich schaukele verzweifelt in meinem Schaukelstuhl.«

Unentschlossenheit oder Konzentrationsprobleme

Vielleicht haben Sie sich schon einmal daran gestört, dass Ihr depressiver Angehöriger sogar wegen kleiner Dinge zweifeln und grübeln kann. »Mach es dir nicht so schwer, entscheide dich doch endlich«, haben Sie ihm womöglich mahnend zugeredet, um noch anzufügen: »Wie früher!« Wenn Sie dies so geäußert haben, dann wahrscheinlich darum, weil Sie fanden, diese Unentschlossenheit passe nicht zu ihm. Sie hatten recht, denn sie ist ein Merkmal der Depression.

Mit einem erheblichen Kraftakt und Selbstüberwindung zog ich mich an und verließ die Wohnung. Fünf Minuten später lag ich wieder ausgezogen unter meiner Decke. Ich war nämlich nicht mehr sicher, ob meine Entscheidung, die Wohnung zu verlassen, richtig war. Etwas Zeit verging, und ich war wieder auf der Straße. Aber auch hier lief ich zunächst einige Schritte vor und dann wieder mehrere Schritte zurück. Was sollte ich tun? Ich wusste nicht, was

> richtig war. Ich fühlte mich unfähig, eine klare Entscheidung zu treffen, etwas zu unternehmen oder nicht.
> (Karl Kulitza 1997)

Wenn man kein starkes Selbstbewusstsein hat, ist es schwierig, sich zu entscheiden. Eine Entscheidung zu treffen erfordert ja, auf seine eigene Richtschnur zu vertrauen und an ein gutes Ende zu glauben. Doch wie wir gerade gesehen haben, stiehlt eine Depression einen großen Teil des Selbstvertrauens.

Ein Zeichen geistiger Gesundheit ist es, die Aufmerksamkeit selber lenken zu können. Ein Mensch mit einer Depression kann dies oft nicht mehr oder nur mit allergrößter Mühe. Er spürt, dass sein Geist eigene Wege geht und er nicht mehr selbst bestimmen kann, worauf sich seine Aufmerksamkeit richtet.

> Sein Geist arbeitete nicht normal. Ein Gesunder empfindet und erinnert sich an viele Dinge gleichzeitig, hat aber die Kraft und die Möglichkeit, aus einer Reihe von Ideen oder Erscheinungen eine einzelne auszuwählen und darauf seine ganze Aufmerksamkeit zu richten. Ein Gesunder kann sich aus tiefsten Gedanken losreißen, um einen Eintretenden höflich zu begrüßen, und sich anschließend wieder in seine Gedanken vertiefen. Fürst Andrejs Geist arbeitete in dieser Hinsicht nicht normal.
> (Leo Tolstoi 1956)

Die Konzentrationsfähigkeit wird schwächer; die Gedanken schweifen immer wieder ab. In Gesellschaft ist der Betroffene folglich oft geistesabwesend. Und wenn er zuhört, geht das Gehörte bei ihm zum einen Ohr hinein und zum anderen wieder hinaus. Was er zum Beispiel im Fernsehen sieht oder in der Zeitung liest, nimmt er nicht mehr auf. Nichts scheint mehr zu ihm durchzudringen. Auf andere Menschen macht er darum einen vergesslichen Eindruck. Wenn Ihr depressiver Angehöriger schon etwas älter ist, denken Sie womöglich sogar an Demenz. Doch sein Gedächtnis ist in Ordnung; er ist nur einfach nicht bei der Sache. Durch ein unzulängliches Konzentrationsvermögen speichert er Informationen nicht mehr richtig. Und was nicht in sein Gedächtnis hineinkommt, kann auch nicht wieder herauskommen.

Gedanken an den Tod

Ein Mensch mit einer Depression denkt negativ und meint, die Zukunft werde keine Veränderung seiner Situation bringen. Vor ihm tut sich eine immer gleiche hoffnungslose Zukunft auf. Er erlebt das Dasein als ziellos und leer; alles ist grau, und das, so kommt es ihm vor, für immer.

Als der hochbetagte Dichter Vroman gefragt wurde, ob er schon einmal an Selbsttötung gedacht habe, antwortete er: »Ja natürlich. Aber nie an meine eigene.« Bei einem depressiven Menschen kann dieser Gedanke jedoch sehr wohl aufkommen. Womöglich geht er nicht viel weiter, als dass er hin und wieder seufzt: »Wenn ich nur tot wäre!«

Möglich ist aber auch, dass er länger und öfter darüber nachdenkt und schließlich immer überzeugter davon wird, dass dies der einzige Ausweg ist. Wenn er sich bei einem solchen Gedanken ertappt, heißt das nicht, dass er wirklich sterben will, denn ein solcher Wunsch ist selten, sondern dass er von diesem Leiden erlöst sein möchte oder *andere* ihn dann endlich los wären – und das, so glaubt er, wäre für sie ein Segen.

Der Dichter August von Platen beschreibt, wie er während seines Dienstes von Selbstmordgedanken gequält wurde:

> Mir bleibt noch ein Mittel, mich aus dieser Bedrängnis zu befreien, nur ein einziges sicheres Mittel – der Tod. Der Tod, sage ich, genauer gesagt, der Selbstmord. Noch schaudert es mich bei diesem Gedanken, der heute zum ersten Mal in mir aufgekommen ist; doch ich will mich mit ihm so vertraut machen, dass er mich nicht mehr schaudern macht! Ich will mir das Bildnis vom Tod so sanft, so mild vorstellen, dass ich es gern umarme. Mag der Selbstmord auch die wohl feigste Tat der Welt sein, mag ich auch meinen guten Ruf bei den Menschen verspielen – was kümmert es mich, wenn ich nicht mehr bin? Ich wollte ja leben, wenn ich nur leben könnte – aber dieses elende, sich dahinschleppende Dasein kann man nicht Leben nennen; es ist ein tödliches Leben.
> (August von Platen 1896/1900)

Andere Depressionssymptome

Neben den bisher beschriebenen Symptomen können sich noch verschiedene andere zeigen. Sie gehören zwar nicht zu jenen Symptomen, mit denen die Diagnose gestellt wird, sind jedoch so häufig, dass eine Besprechung angebracht ist.

Häufige andere Symptome bei Depressionen

- Reizbarkeit und schnell aufkommende Wut
- Angst- oder Panikgefühle
- Sorgen über Gesundheit, körperliche Beschwerden und Schmerzen
- Grübelei
- Einsamkeit
- Zwanghaftes Denken und Handeln
- Verlust der Libido, sexuelle Unlust

Reizbarkeit und schnell aufkommende Wut

Depressionen haben viele Paradoxe. Eines davon ist, dass ein Betroffener gleichgültig und zugleich sehr reizbar sein kann. Das heißt, er ärgert sich rascher als früher und kann sich nur mit Mühe beherrschen. Schon bei geringen Irritationen kann er daher aus der Haut fahren.

Möglich ist auch, dass er seine mürrische Laune in einen nicht endenden Strom zynischer oder kritischer Bemerkungen verpackt. Seine Umgebung empfindet ihn als »Dauernörgler«, als Schwarzseher. »Früher warst du doch anders«, sagen sie dann. Für ihn selbst ist dies keine Neuigkeit, doch er kann diese Veränderung nicht rückgängig machen. Ehe er sich's versieht, rutschen ihm giftige Worte heraus. Bei einigen Menschen mit einer Depression steht die Wut im Vordergrund. Fachleute sprechen dann von einer agitierten Depression. Bei dieser Form der Depression, die aufgrund ihrer besonderen Ausdrucksform oft nicht oder erst spät erkannt wird, besteht ein erhöhtes Risiko von Gewalt (insbesondere in der Beziehung) und Selbstmord. Es spricht für sich, dass hier auch ein deutlich erhöhtes Scheidungsrisiko besteht.

Angst- oder Panikgefühle

Gut die Hälfte der Menschen, die an einer Depression leiden, hat auch Angstgefühle.

Das ist nicht sehr verwunderlich, wenn man weiß, dass Angst und Depression wie Bruder und Schwester sind. Dass sie aus derselben Quelle stammen, geht auch daraus hervor, dass die Wörter »Depression« und »Angst« sprachlich viel miteinander gemein haben. Das Wort »Depression« ist vom lateinischen Wort *deprimere* abgeleitet, das »niederdrücken« bedeutet (*depressus* = »niedergedrückt«). Das Wort »Angst« stammt vom lateinischen *angere* ab, das »zusammendrücken« bedeutet.

Ein depressiver Mensch kommt nur schwer voran, weil er auf seinem Platz wie festgedrückt ist. Er fühlt sich oft auch »niedergedrückt«, als lasteten die Sorgen der ganzen Welt auf seinen Schultern. Die Angst bewirkt, dass sich Muskeln und das Magen-Darm-System verkrampfen.

Angst kann die Form geradezu phobischer Beschwerden annehmen: Angst, hinauszugehen, allein zu sein, unter Menschen zu kommen, Zitterangst usw. So kann etwas Alltägliches wie der Einkauf im Supermarkt für einen depressiven Menschen zum Schrecken werden. Die Vorstellung, etwa beim Friseur zwischen anderen Menschen sitzen zu müssen, wird für ihn zum unüberwindlichen Problem.

Die Angst kann sich auch in einem Anfall von Panik äußern, wie bei diesem 62-jährigen depressiven russischen Professor, der seinen Anfall sehr bildhaft zu beschreiben weiß:

> Ich erwache nach Mitternacht und springe plötzlich auf. Es scheint mir, dass ich gleich sterben werde. Warum scheint es mir so? Nicht eine Empfindung im Körper weist auf ein schnelles Ende hin, doch ein solches Grauen lastet auf meiner Seele, als hätte ich unvermutet eine unheilverkündende Riesenröte am Himmel erblickt. […]
> Ich betaste meinen Puls, und als ich ihn an der Hand nicht finde, suche ich ihn an den Schläfen, darauf am Kinn und wiederum an der Hand, und meine Haut ist vom Schweiß überall kalt und schlüpfrig. Die Atemzüge gehen schneller und schneller, mein Körper zittert, alle Eingeweide sind in Bewegung, und auf meinem Gesicht und meiner Glatze breitet sich eine Empfindung aus, als setze sich ein Spinngewebe darauf. […]
> Das Entsetzen ist panisch, animalisch, und ich kann durchaus nicht begreifen, warum mir so furchtbar zumute ist: […]
> (Anton Tschechow 1946)

Der letzte Satz enthüllt eine wichtige psychologische Wahrheit, und diese kennen Sie vielleicht auch aus eigener Erfahrung: Wenn man ängstlich ist, versteht man nicht, woher die Angst kommt und was einen so angstvoll sein lässt; man kann es nicht begründen oder erklären. Meistens sieht man die Unvernunft und Unbegründetheit der Angst nur allzu gut ein, kann sie aber dennoch nicht bannen. Dank moderner Gehirnuntersuchungen wissen wir jetzt auch, warum ein Mensch mit einer Depression so angstvoll sein kann: Das Hirnsegment, das Angst üblicherweise zügelt, arbeitet zeitweilig nicht mehr auf normale Weise.

Sorgen über Gesundheit, körperliche Beschwerden und Schmerzen

Angst kann viele Ausdruckformen oder Richtungen haben. Wenn sie auf die körperliche Gesundheit gerichtet ist, mündet dies oft in eine fortwährende Beschäftigung mit dem Wohl und Wehe des eigenen Körpers. »Könnten die schwierige Verdauung und Müdigkeit auf Darmkrebs hinweisen?«, »Bekomme ich bei diesem Herzklopfen womöglich einen Herzinfarkt?«, »Ich vergesse so vieles; ist vielleicht mit meinem Kopf etwas nicht in Ordnung?«.

Körper und Geist sind viel schwerer zu trennen, als Descartes uns glauben machen wollte. Ein Mensch mit einer Depression fühlt sich daher auch körperlich oft nicht gut. Durch sein extrem starkes Gefühl von Bedrängnis bekommt er öfter körperliche Beschwerden wie Verstopfung, Darmbeschwerden, Erkältung und Stirnhöhlenentzündung.

Sich so große Sorgen über die eigene Gesundheit zu machen ist oft nicht grundlos. Mindestens einer von drei Menschen mit einer Depression hat Schmerzen. Fast jeder hat einen Schwachpunkt: Bei einem ist es der Kopf, bei einem anderen der Darm, bei einem Dritten der Rücken. Der Schmerz tritt dann meistens in jenem Bereich auf. Häufig ist auch ein Schmerz in der Brust, der wiederum Angst vor einem drohenden Herzanfall hervorrufen kann. Der Schmerz kann auch verschiedenste Formen annehmen: bohrend, stechend, klopfend, nagend, brennend.

> Ich hatte einen reißenden Schmerz in Brust und Magen, aber es war nicht der Schmerz einer Krankheit im physischen Sinne. Der Internist hat mich sorgfältig untersucht. Mein Magen war in Ordnung. Ich hatte keine verengten Herzkranzgefäße, und auch sonst war alles, was sich im Gebiet des Schmerzes befand, völlig in Ordnung. Ich sagte dem Internisten, dass der Schmerz, den ich fühlte, von einem unbekannten Organ herrühre, das abgeschnitten oder abgehackt worden sei. Ich hätte dieses Organ beim Beginn meiner Depression verloren.
>
> Die Durchblutung des schmerzenden Gebietes war ausgezeichnet. Aber ich erklärte dem Internisten, die Nerven in diesem Gebiet gäben meinem Gehirn die Information, dass ich dieses nicht zu benennende Organ noch besäße oder mein Gehirn den Verlust dieses Organs nicht akzeptiert habe.
>
> In meiner Brust »befand« sich ein Stumpf. Das abgeschnittene Organ würde ich »Lebenslust«, »Willenskraft« oder mit einem großen Wort »Seele« nennen. Ich litt an Phantomschmerzen einer durch eine unsichtbare Kreissäge abgeschnittenen Seele.
>
> Der Schmerz war manchmal so stark, dass ich nur auf dem Rücken liegen und kaum gehen konnte.
>
> (Rogi Wieg 2004)

Grübelei

Auch ständig wiederkehrende Gedanken können schmerzen. Und fast jeder, der an einer Depression leidet, hat dieses Problem. Es gibt ein Wort dafür: grübeln. Gedanken drehen sich im Kreis. Der Dämon des Hin-und-her-Wälzens der immer gleichen Gedanken ist den ganzen Tag lang in Aktion. Schon beim Erwachen beginnt er seine kraftraubende Arbeit, und manchmal noch früher.

Einsamkeit

Grübelei geht manchmal mit Einsamkeitsgefühlen Hand in Hand. Ein Mensch mit einer Depression versteht sich selbst nicht mehr; er macht angestrengte, aber vergebliche Versuche, seine Gedanken in den Griff zu bekommen.

> Am liebsten würde ich in meinem Zimmer bleiben, die Tür abschließen, die Klingel ausschalten und das Telefon ausstöpseln. Ich muss nachdenken, ungestört nachdenken, doch zugleich weiß ich, dass es mich keinen Schritt weiterbringt, aus dem einfachen Grund, dass ich nicht weiß, auf welche Weise ich nachdenken soll. Statt eine Lösung zu finden, habe ich das Gefühl, mich in eine Isolation hineinzudenken, aus der ich nie wieder herauskomme.
> (Anna Blaman 1992)

Der Mangel an sozialem Kontakt ist desto spürbarer, je mehr der depressive Mensch ihn negieren oder für sich behalten will. Und auch hier herrscht wieder das Paradox: Obwohl ihn nur noch wenig interessiert oder er nur wenig Dingen Bedeutung beimisst, leidet er doch unter diesem Mangel an Kontakt. Seine Gefühle sind widersprüchlich. Auch wenn er die Notwendigkeit spürt, sich zurückzuziehen, um alles wieder »auf die Reihe zu bekommen« und für eine Weile Ruhe zu haben, möchte er gleichzeitig auch mit anderen verbunden bleiben. Einerseits fällt es ihm schwer, anderen zu vertrauen – auch, weil er sich selbst nicht mehr vertraut, will er sich absondern und Kontakt vermeiden –, andererseits streckt er die Hände nach anderen aus und sucht Erlösung aus der Trostlosigkeit seiner Isolation.

Die Einsamkeit hat zwei Quellen: Er selbst neigt dazu, sich von Partner, Angehörigen und Freunden abzusondern, doch er merkt auch, dass andere sich von ihm absetzen. Er spürt, dass andere sich vor seinem Schmerz fürchten und ihm gegenüber unsicher sind. Seine Depression kann also dazu führen, dass er mit seinen Beziehungen unzufrieden ist oder dass sich eine schon länger bestehende Unzufriedenheit mit seinem sozialen Umfeld verstärkt.

Zwanghaftes Denken und Handeln

Depressionen können auch mit Zwangsgedanken und Zwangshandlungen einhergehen. Im ersten Fall schlägt sich der Betroffene dann mit trüben Gedanken herum, die sich ihm aufdrängen und gegen die er machtlos ist. Im zweiten Fall muss er bestimmte Handlungen verrichten, von denen ihm sein Verstand sagt, dass sie unbegründet sind, die er aber dennoch nicht unterlassen kann. Er leidet dann unter einer Art Aberglauben. »Wenn ich nicht ..., geschehen schreckliche Dinge.« Vielleicht kennen Sie das noch aus der Zeit Ihrer Kindheit. Da liefen Sie zum Beispiel über Bodenfliesen und vermieden dabei die Ränder, da etwas Schlimmes geschehen würde, falls Sie sie berührten. Ich selbst kann mich noch gut daran erinnern, dass ich als Kind jeden Abend vor dem Schlafengehen kontrollieren musste, ob der Vorhang des Schlafzimmers absolut geschlossen war, denn wenn das nicht der Fall war, würde das Schlimmste geschehen, das ich mir vorstellen konnte: Meine Mutter stürbe.

Hinter Zwanghaftigkeit verbirgt sich folglich immer Angst. Zwanghaft zu denken und zu handeln sind Versuche, diese Angst zu bannen.

Ein 50-jähriger Mann:

> Ich konnte meine Hemdsärmel nicht zwei Minuten lang in Ruhe lassen. Ich konnte mich anscheinend nicht davon abbringen, die Hemdsärmel fieberhaft hochzukrempeln und sie dann ebenso fieberhaft wieder herunterzukrempeln und sorgfältig die Manschetten zuzuknöpfen, nur um sie sogleich wieder aufzuknöpfen und den sinnlosen Vorgang von vorne zu beginnen, als reiche seine Bedeutung tatsächlich bis ins Mark meiner Existenz. Ich konnte nicht aufhören, die Fenster aufzureißen und, wenn mein klaustrophobischer Anfall einem Frösteln gewichen war, sie wieder zuzuknallen, als hätte nicht ich, sondern jemand anders sie alle aufgerissen.
> (Philip Roth 1994)

Verlust der Libido, sexuelle Unlust

Depression bedeutet: Hemmung, Mangel an Lebenslust, gedämpfte Gefühle, Gefühle von Unbehaglichkeit, Genussunfähigkeit. Sexualität ist genau das Gegenteil davon: sich gehen lassen, Vitalität, heftige Emotionen, sich herrlich fühlen, bis zur Ekstase genießen können.

Keine Lust mehr auf den Liebesakt zu haben betrifft jedoch auch seinen Partner und nicht nur den depressiven Menschen. Und da er den Wünschen des anderen nicht entsprechen kann, hat er auch diesbezüglich wieder Schuldgefühle.

> Nie hatte sie gehört oder vermutet, dass so etwas möglich war. Sie liebte ihn wirklich sehr, sie schätzte auch seine Gutherzigkeit, seine Sanftheit, seine Treue. Aber schon der Gedanke an seine Liebkosungen verursachte ihr einen Schauder. Kam er ihr nahe, so schüttelte sie die Schultern, als falle ein kaltes Tier, eine Kröte oder Schlange darauf. Sie konnte es nicht verbergen und es graute ihr noch mehr vor den Nächten als vor den Morgenstunden eines

> neuen grauen Tages. Sie kämpfte verzweifelt, um ihren Mann, der es doch so gut mit ihr meinte, nicht zu verletzen. Sie suchte Ausflüchte, riet ihm, zu seinem Vergnügen allein zu verreisen, und versuchte immer wieder, der schrecklichen Nähe ihrer Gemeinschaft zu entkommen.
> (Frederik van Eeden 1907)

Verstärkung der Gefühle

Bei einigen Menschen mit einer Depression äußert sich diese nicht in einer Verminderung, sondern in einem Mehr an Gefühlen. Weil ich ein Außenstehender bin und wiederholt gesagt habe, dass man nicht erklären kann, wie sich eine Depression anfühlt, lasse ich jetzt einen anderen Autor darüber sprechen:

> Für mich war die Depression keine Abstumpfung, sondern eine Verschärfung, eine Intensivierung, als hätte ich mein bisheriges Leben in einer Kapsel verbracht und plötzlich wäre die Kapsel verschwunden. Ich war völlig entblößt. Eine wunde, nackte Seele. Eine gehäutete Persönlichkeit. Ein Gehirn in einem Glas, gefüllt mit der Säure, die Erfahrung ist.
> (Matt Haig 2016)

Zum Schluss dieses Kapitels möchte ich etwas über Depression bei zwei spezifischen Altersgruppen sagen, nämlich bei Kindern und bei Senioren. Depression äußert sich bei diesen zwei Gruppen anders und wird deshalb oft übersehen. Ich beginne mit der Gruppe, die in hohem Tempo ein immer größerer Teil der Bevölkerung wird, die Senioren.

Depression bei Senioren

Auftreten

Toon Hermans, der berühmte niederländische Kabarettist, litt im Alter mehrmals an Depressionen. Über seine erste Depression schrieb er:

> Wenn mein Geist eine Wasserflasche gewesen wäre, dann hatte ich das Gefühl, als ob das Wasser langsam aus der Flasche hinausfloss. Ich fühlte mich, als würde ich von Tag zu Tag leerer und lustloser.
>
> (Toon Hermans 1990)

Ungefähr 2 Prozent der Senioren leiden an einer Depression. Bei ihnen treten also mindestens fünf Symptome auf, wovon mindestens eines ein Hauptsymptom einer Depression ist (siehe Seite 18). Dieser Prozentsatz ist niedriger als bei Erwachsenen unter 65 Jahren. In der Altersgruppe der Menschen von 18 bis 65 Jahren leiden 4 Prozent an einer Depression. Allerdings tauchen in dieser Statistik all die Menschen nicht auf, die unter depressiven Symptomen leiden, also einer leichten Depression, das sind unter Senioren etwa 10 bis 20 Prozent. Zum Beispiel haben sie nicht fünf, sondern drei oder vier Symptome einer Depression, oder sie haben fünf oder sogar mehr, aber es fehlt eines der beiden Hauptsymptome einer Depression. Diese leichten Depressionen sollten aber nicht unterschätzt werden: Auch wenn sie nicht den diagnostischen Kriterien entsprechen, können sie genauso frustrierend und quälend sein wie Beschwerden, die den Kriterien genau entsprechen. Darüber hinaus hat diese Gruppe ein erhöhtes Risiko, eine (echte) Depression zu entwickeln.

Die obigen Zahlen beziehen sich auf ältere Menschen, die selbstständig leben. In Einrichtungen wie Pflegeheimen und

Altersheimen ist der Anteil der Senioren, die unter einer Depression leiden, bis zu einem Faktor zehn höher.

Mögliche Gründe und Risikofaktoren

Was verursacht Depressionen bei älteren Menschen? Experten sind sich einig, dass Verlust ein wichtiger Faktor für das Entstehen einer Depression ist. Beispiele sind der Tod des Partners oder eines Kindes, Erfahrungen von Ablehnung oder des Verlassenwerdens durch die Familie, ein (erzwungener) Umzug, der Verlust von Arbeit und Status. Oft haben diese großen Ereignisse viele kleine unangenehme Folgen. Der Verlust des Partners kann zum Beispiel bedeuten, alleine essen zu müssen, dass man sich nicht mehr traut, abends spazieren zu gehen, dass man Tätigkeiten im Haus alleine nicht mehr bewältigen kann, und so weiter. Eine Verschlechterung der Gesundheit des Partners kann bedeuten, dass dieser über lange Zeit gepflegt werden muss und man deshalb kaum noch ein eigenes Leben führen kann. Die mit der Pflegeaufgabe und der Verantwortung verbundenen Sorgen können viele Menschen überfordern. Laut dem amerikanischen Psychologen Lazarus (1983) sind ›daily hassles‹ (dt. alltägliche Probleme) oft noch bessere Vorhersagen für einen körperlichen oder geistigen Zusammenbruch als große Lebensereignisse.

Bei älteren Menschen sind Verluste und die daraus resultierende Depression oft auch mit dem Verlust der eigenen Gesundheit verbunden. Infolgedessen sind Depressionen häufiger bei älteren Menschen mit chronischen Erkrankungen wie COPD (dt. chronisch obstruktive Lungenerkrankung), Nierenversagen, Schlaganfall, Herzinsuffizienz, Rheuma, chronischen Schmerzen, Tinnitus, Parkinson und Demenz. Wenn ich an Letzteres denke, kommt mir sofort mein Vater in den Sinn, der im Alter von 58 Jahren an Parkinson erkrankte und einige Jahre später auch dement wurde und etwa im Alter von 65 Jahren ein Jahr lang eine Depression erlitt. Es ist auch möglich, dass seine Depression nicht durch die Parkinson-Krankheit verursacht wurde, sondern durch die Medikamente gegen Parkinson, die er einnahm. Schließlich ist Depression eine der möglichen Nebenwirkungen dieser Medikamente. Viele andere Medikamente, die in großen Mengen älteren Menschen verabreicht werden, haben auch Depressionen als mögliche Nebenwirkungen. So wurde beispielsweise festgestellt, dass die (langfristige) Einnahme (oder der plötzliche Abbruch) von Beruhigungsmitteln, Cholesterin senkenden Medikamenten, Antibiotika, Schlaftabletten (Benzodiazepinen), Schmerzmitteln, Medikamenten gegen rheumatische Erkrankungen, Kortikosteroiden und Blutdruck senkenden Medikamenten (Beta-Blockern) Depressionen verursachen kann. Die Letztgenannten in der Liste, die Blutdrucksenker, lösen übrigens am ehesten eine Depression aus.

Chronische Krankheiten führen nicht nur zu einer erhöhten Abhängigkeit, sondern haben oft auch negative Auswirkungen auf das soziale Umfeld. Und das ist ein gravierendes Problem. Einsamkeit ist nämlich ein wichtiger Risikofaktor für viele körperliche und geistige Erkrankungen, einschließlich Depressionen. Aus diesem Grund neigen auch ältere Menschen, die an Schwerhörigkeit oder Taubheit leiden, eher zur Depression. Wie es jemand einmal prägnant formuliert hat: »Blindheit raubt einem die Dinge, Taubheit die Menschen.« Alle bisher genannten Faktoren sind nicht spezifisch für ältere Menschen, aber sie sind häufiger betroffen.

Gerade bei älteren Menschen kann eine Depression auch mit einer eingeschränkten Funktion der Frontallappen des Gehirns einhergehen, was die Fähigkeit zur Planung, Entscheidung, Organisation von Gedanken und die Kontrolle über Emotionen beeinträchtigt. Die frontalen Teile des Gehirns sind als Letztes in der menschlichen Entwicklung – d. h. erst im Alter von 25 Jahren – fertig entwickelt und verschlechtern sich als Erste im Alter. Dies kann sich in steifem oder starrem Denken, reduziertem Arbeitsgedächtnis und weniger Hemmungen zeigen. Diese Kombination kann zu übermäßigem Grämen und sich wiederholenden negativen Gedanken führen.

Erkennen

Wenn ein älterer Mensch mit einer Depression nach Unterstützung sucht und sich an den Hausarzt wendet, wird er in der Regel über körperliche Symptome klagen. Zum Beispiel beschwert er sich über Müdigkeit, Energiemangel, Schlafstörungen, Reizbarkeit, Schmerzen, Appetitlosigkeit, Konzentrationsschwierigkeiten. Wenn er eine oder mehrere chronische Erkrankungen hat, wird die Aufmerksamkeit automatisch auf diese Krankheiten fallen, und es besteht ein erhebliches Risiko, dass die Depression übersehen wird. Auch wenn er noch keine chronische Erkrankung hat, wird der durchschnittliche Hausarzt eine mögliche körperliche Erkrankung in Erwägung ziehen. Aber wie es so treffend auf Englisch gesagt wird: »The presence of a reason for the depression is not a good reason to ignore the presence of a depression.« (dt. Dass es einen Grund für eine Depression gibt, ist kein guter Grund, um die Depression auszuschließen.) Dass der Hausarzt nicht gleich an eine Depression denkt, liegt auch daran, dass sich eine Depression bei älteren Menschen oft in Lustlosigkeit und Apathie ausdrückt, anstatt in extremer Trübsinnigkeit und einem leeren Gefühl. Übrigens ist es nicht nur der Hausarzt, der dazu neigt, die Symptome als »logisch« oder selbstverständlich abzutun, sondern auch der ältere Mensch selbst. Dieser meint oft: »Ich habe bereits so viel von meiner Gesundheit einbüßen müssen, kein Wunder, dass ich mich in letzter Zeit so unglücklich gefühlt habe.«

Um das Risiko der Unterdiagnose zu verringern, sollte der Hausarzt – oder ein anderer Pflegedienstleister, bei dem ein Senior Hilfe sucht – diese zwei Fragen als Standard stellen, d.h. auch bei älteren Menschen ohne chronische Erkrankung (Whooley et al. 1997):

- Haben Sie im letzten Monat oft Trübsal oder Gefühle der Verzweiflung empfunden?
- Haben Sie im letzten Monat oft mangelnde Lust oder Freude empfunden, etwas zu unternehmen?

Wenn der ältere Patient eine oder beide dieser Fragen bejaht, sollte der Hausarzt eine Depressionsdiagnostik durchführen. Ohne diese beiden Fragen bleiben sieben von zehn Depressionen unentdeckt.

Wenn Sie sich Sorgen um eine mögliche Depression bei Ihrem älteren Partner, Elternteil oder Großelternteil machen, können Sie diese beiden Fragen auch selbst stellen. Wenn Sie eine bestätigende Antwort auf mindestens eine dieser beiden Fragen erhalten, können Sie Ihre Bedenken gegenüber Ihren nächsten Angehörigen äußern. Schlagen Sie vor, dass er oder sie für eine nähere Untersuchung zum Hausarzt geht.

Depression bei Kindern

Lange Zeit meinte man, dass Kinder und Jugendliche nicht an Depressionen leiden können. Mittlerweile wissen wir, dass Depressionen schon in sehr jungem Alter auftreten können und sogar bei den Allerjüngsten ein großes Problem sind.

Auftreten

Der Anteil der Kinder zwischen 4 und 6 Jahren mit Depressionen wird auf etwa 1 Prozent der Vorschulkinder und auf etwa 2 Prozent der Kinder im Grundschulalter geschätzt. Zu Beginn der Pubertät steigt dieser Anteil auf 4 bis 7 Prozent (Avenevoli et al. 2008). Es gibt keinen Unterschied zwischen Jungen und Mädchen in der Kindheit, aber in der Pubertät ändert sich das: Im Alter von etwa 15 Jahren haben Mädchen doppelt so oft eine Depression wie Jungen.

Die durchschnittliche Dauer einer schweren Depression beträgt sieben bis neun Monate. Das Risiko einer neuen Depression ist hoch, da mehr als zwei Drittel der Kinder innerhalb von fünf Jahren nach der Heilung eine neue Depression entwickeln.

Mögliche Gründe und Risikofaktoren

Die amerikanische Schriftstellerin und Journalistin Elizabeth Wurtzel bekam ihre erste Depression im Alter von zwölf Jahren, gefolgt von mehreren weiteren depressiven Perioden. In *Verdammte schöne Welt*, dem weltweiten Bestseller über ihre Depressionen in Jugendjahren, geht sie auf die Suche nach den Ursachen ihres Schicksals und kommt auch zu dem Schluss, dass es sich um eine Kombination aus Erbfaktoren und erschütternden Ereignissen handeln muss. Über Ersteres schreibt sie:

> Aber jetzt, Jahre später, muß ich annehmen, daß der Hang zum Unglücklichsein in der Familie liegt. Er beherrschte so viele Generationen väterlicherseits, daß ich mich frage, warum dem keiner – ich weiß nicht wie – endlich einmal ein Ende bereitet.

Und über die erschütternden Ereignisse ihrer Jugend berichtet sie:

> Meine Eltern sind geschieden, ich wuchs in einem Haushalt mit weiblichem Vorstand auf, meine Mutter war immer arbeitslos oder hatte Teilzeitbeschäftigungen, mein Vater war immer unbeteiligt oder spielte eine Nebenrolle in meinem Leben, es gab nie genug Geld für irgendwas, Mom mußte Dad wegen Verletzung der Unterhaltspflicht und nicht bezahlter Arztrechnungen verklagen, Dad verschwand schließlich.
> (Elizabeth Wurtzel 1994)

Elizabeth Wurtzel hat recht: Meistens gibt es nicht eine klare Ursache für das Auftreten einer Depression. Meistens handelt es sich, wie bei vielen anderen Erkrankungen auch, um ein Zusammenspiel verschiedener Faktoren. Experten nennen jedoch die folgenden Faktoren am häufigsten:

- Erblichkeit
- Mobbing und/oder Ausgrenzung
- Eine Behinderung, wodurch man nicht mit Altersgenossen mitmachen kann
- Das Erleben eines erschütternden und schwerwiegenden Ereignisses (z.B. Scheidung, Unfälle, Misshandlung, sexueller Missbrauch oder der Tod eines Angehörigen)

Kurz gesagt, ein Kind hat schon viel Glück, wenn es im Leben nicht allzu viel Pech hat.

Erkennen

Das klinische Bild der Depression ist weitgehend das gleiche wie bei Erwachsenen. Allerdings gibt es einige Unterschiede, die die Früherkennung erschweren können, die sich auf Alter und Entwicklungsstand beziehen (Minderaa und Dekker 1999). Zunächst einmal muss die Stimmung der Kinder nicht immer (oder unbedingt) den ganzen Tag über negativ sein. Die Anwesenheit anderer Kinder kann die Stimmung für einen Moment verbessern. Übrigens spielen depressive Kinder oft deutlich weniger als andere Kinder. Auch weil sie weniger Freude daran haben, werden sie selbst weniger Initiative ergreifen. Sie haben außerdem weniger Lust auf Sport. Kinder beklagen sich eher über Langeweile als über Trauer oder Trübsal.

Die Anzeichen einer Depression werden oft von Verhaltensproblemen überschattet, die auf den ersten Blick nichts mit Depressionen zu tun haben. Denken Sie an Schule schwänzen, ein freches oder unerträgliches Verhalten, das Mobbing anderer Kinder, eine feindselige Haltung, die zu Konflikten mit der Umgebung führt. Konzentrationsschwierigkeiten und sinkendes Interesse können zu schlechten Schulnoten führen. Die Depression wird oft von körperlichen Symptomen begleitet, die die eigentliche Krankheit verschleiern können. Bauch- und Kopfschmerzen führen hier die Liste an. Weil depressive Kinder weniger gut schlafen und sich anders ernähren, ist ihr Körper müde und anfälliger für Krankheiten.

Gleichzeitig auftretende Angststörungen, wie Trennungsangst und phobische Ängste, können die Erkennung ebenfalls erschweren. Das Gefühl der Minderwertigkeit führt dazu, dass sich depressive Kinder aus sozialen Kontakten zurückziehen. Ein weiteres Extrem ist manchmal, dass sie Kontakt zu weniger erwünschten Gleichaltrigen aufnehmen. Alkohol- und Drogenmissbrauch lauern dann. Depressive Kinder sind oft schwer von ihrer Umgebung zu handhaben und reizbar. Negative Reaktionen auf ihr Verhalten verstärken ihr negatives Selbstbild.

Die Diagnose einer Depression wird oft durch Gespräche mit Kindern und Eltern gestellt. Kinder scheinen oft in der Lage zu sein, das Geschehen in ihren Köpfen am besten darzustellen und Eltern sind die zuverlässigste Quelle, um das Verhalten des Kindes zu beschreiben.

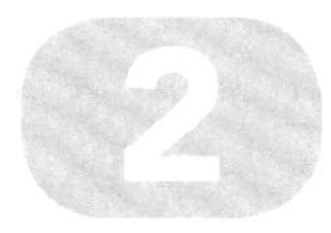

WIE KÖNNEN SIE IHREN DEPRESSIVEN ANGEHÖRIGEN UNTERSTÜTZEN?

Eine Frau äußert sich über ihren depressiven Sohn:

> Mein 18-jähriger Sohn hat seit etwa neun Monaten eine Depression. Zunächst haben mein Mann und ich es gar nicht bemerkt. Sein verändertes Verhalten führten wir auf Liebeskummer oder andere Sorgen zurück, über die er nicht sprechen wollte. Zum Glück ist er vor 6 Monaten zum Hausarzt gegangen, weil er an Müdigkeit und Appetitlosigkeit litt. Da ihm körperlich nichts fehlte, überwies dieser ihn zu einem Psychiater, der eine Depression diagnostizierte. Am meisten schmerzt es, dass er uns gegenüber oft so wütend und aggressiv ist und sagt, er wolle nichts mit uns zu tun haben. Als ich dies seinem Psychiater berichtete, erklärte er mir, Männer versuchten oft, emotional belastenden Situationen zu entkommen; daher könne sich bei ihnen eine Depression durch Unleidlichkeit äußern. Häufig neigten auch gerade Heranwachsende zum ›Ich-will-nicht-darüber-sprechen-Syndrom‹. Jetzt, da mein Mann und ich das wissen, schimpfen wir weniger mit unserem Sohn, und versuchen stattdessen für ihn da zu sein, wenn er uns braucht.

Ihre Art des Umgangs mit Ihrem depressiven Angehörigen beeinflusst seine Heilung. Eine unterstützende Haltung kann die Genesung fördern. Umgekehrt kann falsches Reagieren die Gesundung verzögern.

In diesem Kapitel werde ich darum eine Reihe Ratschläge geben, wie Sie Ihren depressiven Angehörigen am besten unterstützen können und was Sie besser unterlassen sollten.

Zuvor jedoch gehe ich auf die Frage ein, ob Ihr depressiver Angehöriger tatsächlich Unterstützung von Ihnen haben möchte, denn viele stellen sich diese Frage, wenn ihre Hilfeleistung wiederholt zurückgewiesen wurde.

Braucht Ihr depressiver Angehöriger Ihre Unterstützung?

Lassen Sie es mich kurz und klar sagen: Ihr depressiver Angehöriger braucht tatsächlich Ihre Unterstützung. Ich füge aber sofort hinzu, dass es alles andere als einfach ist, sie ihm auf angemessene Weise zu geben.

Zur Verdeutlichung dieser Tatsache folgt hier der Dialog zwischen einer depressiven Frau und ihrem Mann, der sein Bestes gibt, um sie aufzurichten, sich aber immer wieder eine Abfuhr holt.

> »Ich hab es satt, dich dauernd mit Samthandschuhen anfassen zu müssen. Ich versuche dir zu helfen und kriege bloß deine Wut ab. Das hab ich nicht verdient«, erklärt er.
> Ich weiß, er hat recht, aber ich bin immer noch schrecklich wütend auf ihn. Teils aus Frustration, teils aus schlechtem Gewissen fange ich an zu weinen. Mir wird klar, dass ich die Nase voll habe von seiner Hilfe, davon, mich bei meinem Mann dauernd wie eine

Patientin zu fühlen. »Ich will nicht, dass du mir hilfst«, sage ich. »Ich möchte nur, dass du bei mir bist.« Er sieht mich an, als verstünde er den Unterschied nicht. »Ich brauche keinen Dauer-Therapeuten. Ich brauche einen Ehemann.« – »Ich versuche auch gar nicht, dein Therapeut zu sein«, entgegnet er. »Was willst du von mir?« – »Wenn ich dir sage, wie mies ich mich fühle, will ich nicht meine Medikamente mit dir besprechen, dann will ich nicht deine Fragen beantworten und alles in Worte fassen müssen. Ich will keine Aufmunterungen und auch keine Liste gutgemeinter Ratschläge.«

»Was zum Teufel willst du dann?«, fragt er.

»Halt mich einfach fest. Setz dich zu mir. Leg den Arm um mich. Hör mir zu, wenn ich nach Worten suche, mit denen ich dir beschreiben kann, wie ich mich fühle, ohne dauernd denken zu müssen, ich sollte es in eine leicht verständliche, klinisch durchdachte Form bringen. Du brauchst nicht dafür zu sorgen, dass es mir bessergeht, das erwarte ich nicht von dir. Ich weiß sowieso, dass es unmöglich ist. Aber ich habe das Gefühl, du glaubst, dass du es kannst, wenn du es nur richtig versuchst.« Eine Weile schweigen wir beide. Dann sagt er: »Weißt du, Martha, für mich ist das auch schwer [...]. Ich sehe, wie du abrutschst, und ich habe Angst [...]. Ich verliere dich, und nichts, was ich tun kann, bringt dich zurück.«

Zum erstenmal an diesem Morgen sind wir einer Meinung. »Ich weiß«, sage ich.

(Martha Manning 1996)

Je mehr Sie Ihren Angehörigen lieben, desto schwieriger wird es oft sein, ihn richtig zu unterstützen. Das liegt vor allem an Ihrem eigenen Widerstand gegen die Depression. Sie wollen nicht, dass Ihr Angehöriger so anders als früher ist. Und da Sie das nicht akzeptieren können, sagen und tun Sie alles Mögliche, dessen tiefere Bedeutung immer die folgende ist: »Sei wieder normal; ich will dein altes Ich wiederhaben.« Um richtig mit Ihrem Angehörigen umgehen zu können, müssen Sie die Krankheit akzeptieren. Im letzten Kapitel werde ich noch ausführlicher darauf eingehen.

Es wäre alles nicht so schlimm, wenn das neue Ich eine verbesserte oder revidierte Ausgabe des alten wäre. Aber das ist eben nicht der Fall. Shakespeare bringt es auf den Punkt, wenn er eine der Hauptpersonen seines Dramas *Der Kaufmann von Venedig* sagen lässt: »Und solchen Dummkopf macht aus mir die Schwermut, Ich kenne mit genauer Not mich selbst« (William Shakespeare 1984).

Kontakt halten

Waren Sie selbst einmal krank? Oder haben Sie eine Periode erlebt, in der Sie nach einem Bein- oder Armbruch andere um Hilfe bitten mussten? Falls ja: Erinnern Sie sich noch daran, wie es ist, um Hilfe bitten zu müssen? Wahrscheinlich wissen Sie noch, dass dies ein zwiespältiges Gefühl hervorruft: Sie wollen Hilfe – und wollen sie doch nicht. Und genau dieses ambivalente Gefühl im Zusammenhang mit Unterstützung empfinden Menschen mit einer Depression doppelt und dreifach.

Der berühmte niederländische Psychiater Piet Kuiper, der selbst schwer depressiv wurde, bekennt in seinem autobiografischen Buch, dass dies auch für ihn galt.

> Aus vielerlei Gründen ist der Umgang mit einem Menschen, der an einer Depression leidet, eine ungeheuer schwere Belastung. Was man auch tut, es ist niemals recht. Der depressive Patient hält jeden Kontakt von sich fern. Bietet man jedoch gar nicht erst Kontakt an, fühlt er sich im Stich gelassen. Als ich unter dem Wahn

> litt, tot zu sein, sagte ich, wenn jemand mich besuchen wollte: »Du brauchst nicht zu kommen, ich bin nicht mehr da.« Wenn man nicht den Wunsch äußerte, mich zu besuchen, schloss ich daraus: »Ich bin wirklich tot, es kümmert sich ja niemand um mich.« Menschen, die mich besuchten, haben mir später erzählt, wie sie mit bleiernen Füßen zu mir kamen, weil sie es unerträglich fanden, erleben zu müssen, wie sehr ich Opfer von Ängsten und Wahnvorstellungen war. Doch es ist viel besser, Kontakt anzubieten, auch wenn der Kranke nicht darauf eingehen kann, als Kontakt zu meiden, ihn gar nicht zu suchen. Auch der Partner und die Freunde fühlen sich im Stich gelassen, wenn man sich nicht nach dem Kranken erkundigt, und das Argument: »Ich habe es aus Rücksicht unterlassen« ist nobel, aber falsch. Natürlich ist es für jeden Menschen belastend, wenn er anderen mitteilen muss, dass jemand, den er sehr liebt, »verrückt« geworden ist; aber es ist noch schmerzlicher, wenn er mit Leid und Sorgen allein gelassen wird.
> (Piet Kuiper 1991)

Die Botschaft ist klar: Kontakt zu halten ist wichtig, auch wenn sich der Kontakt mit Ihrem depressiven Angehörigen für Ihr Gefühl als viel mühsamer erweist als früher und auch wenn Ihr Angehöriger Ihnen nicht im Geringsten den Eindruck vermittelt, dass er den Kontakt zu schätzen weiß. Halten Sie auch Kontakt, wenn immer nur Sie selbst die Initiative dazu ergreifen müssen. Während einer Depression gelten andere Gesetze: Ihr Angehöriger kann nichts daran ändern, dass er in sich selbst verschlossen und kaum in der Lage ist, Initiativen zu ergreifen. Es ist keine Frage des Nichtwollens, sondern des Nichtkönnens.

Ein depressiver Patient schilderte mir einmal sehr anschaulich, wie sehr er den Kontakt mit den Menschen schätzte, die sich um ihn kümmerten, obwohl er dies im betreffenden Augenblick nicht signalisieren konnte. »Während meiner tiefsten Depression befand ich mich in einem tiefen, schwarzen Loch. Hin und wieder sah ich dann über dem Rand des Lochs ein Gesicht. Das gab mir Hoffnung. Ich fühlte mich nicht mehr völlig allein. Ich wusste, dass außerhalb des Lochs Leben war und dass dort jemand auf mich wartete.«

Wichtig ist auch, dass Sie Ihren depressiven Nächsten weiterhin zu Partys und Geburtstagen einladen, auch wenn er schon ein paarmal abgesagt hat. »Ich weiß, dass es dir nicht gut geht, aber ich würde mich freuen, wenn du kommst. Wenn das nicht gelingt, ist das aber kein Problem.« Wenn er denkt, dass der Nächste ihn nicht einlädt, fühlt er sich ausgeschlossen und in seinen negativen Gefühlen bestätigt: »Man findet mich schwierig und möchte mich lieber nicht dabeihaben.«

Nicht urteilen

Eine Depression kann heftige widersprüchliche Emotionen auslösen: Sie möchten am liebsten fortlaufen, zugleich aber helfen. Das ist normal. Sie erleben, dass ein Mensch, den Sie lieben, verändert ist und sich innerlich von Ihnen entfernt. Das macht Angst. Darum wollen Sie flüchten – aus demselben Grund aber auch helfen. Sie wollen der Depression ein »Halt« zurufen und erleben, dass der andere wieder der Alte wird. Doch Sie wissen nicht, wie Sie helfen können – ja, vielleicht nicht einmal, ob Sie überhaupt helfen können.

Sie quälen sich mit so vielen Fragen herum. Was soll man sagen? Was tun? Ist es richtig, ihn anzuspornen oder zu ermuntern? Soll ich noch stärker drängen? Und wenn ich das tue: Mache ich ihn dann nicht viel zu abhängig von mir? Bin ich mitschuldig an der Entstehung seiner Krankheit? Wie lange wird es dauern, ehe es ihm wieder bessergeht? Wird es überhaupt besser? Wird es womöglich noch schlimmer? Wie hoch ist das Risiko der Selbsttötung? Kann ich das verhindern?

Und Sie machen sich auch Sorgen um sich selbst: Bin ich diesem Zustand gewachsen? Was soll ich tun, wenn er mich bei meiner Arbeit anruft? Soll ich meine Kollegen und den Chef informieren? Werde ich womöglich selbst von der Depression »angesteckt« und gleite ab?

Wenn Sie Kinder haben, machen Sie sich wahrscheinlich auch um sie Sorgen. Bekommen sie jetzt noch genug Aufmerksamkeit? Leiden sie unter der veränderten Atmosphäre im Haus? Wie kann ich die Folgen für sie so weit wie möglich begrenzen? Soll ich ihnen erklären, was eine Depression ist? Und wenn ja, wie kann ich das am besten tun?

Leider gibt es keine perfekten Antworten auf all diese Fragen. Zu einem großen Teil werden Sie Ihrer Intuition folgen und sehen müssen, was wirkt und was nicht. Stellen Sie sich auch die Frage, was bei Ihnen am besten wirkt, wenn Sie sich niedergeschlagen und elend fühlen. Und was ruft bei Ihnen dann negative Gefühle hervor?

Das Schwierigste und zugleich das Wichtigste ist, jetzt nicht zu urteilen. Denn wenn Sie das tun, fühlt sich der andere noch verlassener, während er doch gerade jetzt mehr denn je Verbundenheit braucht.

Worüber sprechen?

Es ist verständlich, dass Sie versuchen, einem Menschen mit einer Depression aus dem Weg zu gehen. Man wird nicht fröhlich mit ihm, und Gespräche kosten mehr Energie als sonst. Und außerdem: Worüber soll man sprechen? Darf man auch über sich selbst sprechen? Oder ist das sinnlos, da es den Angehörigen doch nicht interessiert und ihn womöglich noch niedergeschlagener werden lässt?

Sprechen Sie über dieselben Themen wie früher. Wenn früher Kinder, Familie, Arbeit und andere Leute Ihre wichtigsten Themen waren, sprechen Sie auch jetzt darüber. Sprechen Sie auch im selben Ton wie früher und vermeiden Sie einen überbesorgten, dramatischen oder ernsten Ton. Wie früher darf gelacht werden. So sorgen Sie dafür, dass der depressive Angehörige weiterhin am Leben teilhat.

Möglicherweise beschäftigt Sie eine weitere Frage: Dürfen Sie die Depression zur Sprache bringen oder lieber nicht? Doch, Sie dürfen sicherlich auch den heutigen psychischen Zustand ansprechen. Beginnen Sie dabei aber nie mit der Frage: »Wie geht es dir?« Diese Frage wird fast immer eine enttäuschende Antwort zur Folge haben. Die depressive Person wird dann in 99 Prozent der Fälle sagen: »Gut.« So antworten wir selbst ja auch, wenn jemand uns diese Frage stellt. Im Laufe der Jahre haben wir ja gelernt, dass diese »Wie geht es dir«-Frage nur eine Höflichkeitsfrage ist, zu der eine Standardantwort gehört.

Besser ist es, Ihre Frage einzuleiten, indem Sie sagen, was Sie sehen oder empfinden – zum Beispiel:

- Du siehst blasser aus als sonst und sprichst auch leiser. Wie fühlst du dich heute?
- Du siehst erschöpft aus; darf ich dich fragen, wie es dir geht?
- Du scheinst nicht du selbst zu sein, sehe ich das richtig?
- Ich habe den Eindruck, dass es dir nicht so gut geht. Stimmt das?

Solche Fragen können das Gespräch eröffnen. Der depressive Mensch ersieht nämlich daraus, dass Ihr Interesse an ihm echt ist. Dann ist es keine Klischeefrage mehr, sondern eine persönliche Frage, aus der aufrichtige Teilnahme spricht.

Es ist möglich, dass der andere auch dann noch auf Abstand bleibt, einfach, weil ihm gerade nicht danach ist, über sich selbst zu sprechen. Er wird Ihre Frage jedoch sehr wohl im Gedächtnis behalten und wertschätzen. »Offenbar bin ich doch wichtig für andere.« Die Frage zu stellen ist also wichtiger, als eine Antwort zu erhalten.

Spricht der andere aber über sich und seine Depression, brauchen Sie nur zuzuhören und einladende Fragen zu stellen. »Kannst du hierüber noch etwas sagen?« Manche Menschen mit einer Depression benötigen kaum Fragen; sie erzählen von sich aus. Manche erzählen dann ein ums andere Mal dieselbe Geschichte.

So war es bei jener Journalistin und Schriftstellerin, die darlegt, wie wichtig es für sie war, dass ihre Freundinnen ihr in der schwierigen Zeit zur Seite standen:

> In den Perioden meines Lebens, in denen Stress in Depression überging, fühlte ich mich nur noch in Gesellschaft von Freundinnen gut, bei denen ich endlich meine Geschichte loswurde, die zuhörten und zuhörten, bis es mir besserging, und viele Tassen frisch gebrühten Tee mit mir tranken. Die Folge war, dass ich mich besser fühlte und meine Probleme besser bewältigen konnte. Mit anderen Worten: Die soziale Unterstützung wirkte wie ein Antidepressivum.
> (Tineke Beishuizen 2009)

Wenn Sie Ihre Anteilnahme zeigen wollen, können Sie zum Beispiel sagen: »Das muss schwierig für dich sein« oder »Wie schlimm für dich«. Sagen Sie nicht, dass Sie es verstehen, denn dann denkt die depressive Person sofort: »Du kannst es nicht verstehen. Du hast es selbst nie erlebt.« Sagen Sie daher lieber: »Ich versuche zu verstehen, wie du dich fühlst, aber ich fürchte, dass mein Vorstellungsvermögen nicht ausreicht. Es klingt schrecklich, so etwas durchzumachen.«

Fragen Sie einen Menschen, der an einer Depression leidet, auch nicht, warum er so depressiv ist. Darauf kann er doch keine Antwort geben; es ist eine Frage, die er sich selbst auch schon sehr lange stellt. Fragen Sie lieber auf eine Weise, mit der Sie an seine Kraft appellieren: »Wie hast du es nur geschafft, dich bis jetzt durch diese schwierige Periode durchzuschlagen? Wie hältst du das durch?« Er wird dann vielleicht antworten, dass er eben, so gut es geht, weiterhin alle notwendigen Arbeiten im Hause verrichte oder mit einigen seiner besten Freunde Kontakt halte. Oder er sagt, er versuche trotz allem, täglich zu einer bestimmten Zeit aufzustehen, zu frühstücken, sich zu pflegen und den Hund hinauszulassen. So erinnern Sie ihn an seine Qualitäten. Es hilft, wenn Sie ihm für diese Kraftanstrengung aufrichtige Komplimente machen, denn so schwer ein Mensch mit einer Depression auch zu erreichen sein mag: Ein Kompliment wird ihm guttun. Er sehnt sich danach, auch wenn er es sich nicht anmerken lässt.

Ein Thema, das Ihr depressiver Mitmensch nicht so leicht von sich aus ansprechen wird, ist der Gedanke an Selbstmord. Aus Angst vor negativen Reaktionen und auch aus Schuldgefühlen wird dieses Thema vermieden. Wer will schon seine Familie, seine Eltern oder Freunde zurücklassen? Deshalb ist es besser, selbst damit zu beginnen. »Darf ich dich fragen, ob dir der Gedanke an Selbstmord manchmal durch den Kopf geht?« Wenn Sie nicht um den heißen Brei reden, sondern behutsam und doch gezielt das Gespräch darauf lenken, wird sich Ihr Gegenüber weniger verrückt fühlen. Wenn jemand über Selbstmord nachdenkt, bedeutet das nicht, dass er akut suizidgefährdet ist. Sie müssen mehr wissen, also fragen Sie nach. »Hast du darüber nachgedacht, wie du es machen willst? Oder hast du vielleicht schon einen Plan?« Jeder Mensch wird sofort dichtmachen, wenn Sie mit Panik in der Stimme fragen: »Du tust es doch nicht wirklich, oder?« Also sprechen Sie eher leichtfertig darüber. Und betonen Sie, dass es Ihnen etwas ausmachen würde, wenn er nicht mehr da wäre. Eine Voraussetzung für Selbstmord ist der Gedanke, dass andere ohne ihn oder sie besser dran sind.

Wir haben immer gelernt, nur ja nicht unser eigenes Elend darzustellen, wenn ein anderer uns etwas Schlimmes erzählt. Das ist eine gute Faustregel, doch bei einer Depression darf man davon abweichen. Das liegt daran, dass Depression eine Krankheit ist, für die sich die Betroffenen noch immer sehr schämen. So ergab die Untersuchung eines großen pharmazeutischen Unternehmens über Scham (Quelle: www.volkskrant.nl), dass Männer sich nur für sexuelle Probleme noch mehr schämen als für Depressionen. Während ich letzte Hand an dieses Buch lege, trauert ganz Deutschland über den Tod des Torwarts der deutschen Fußballnationalmannschaft, Robert Enke, der sich entschied, seinem Leben ein Ende zu machen, da er es wegen einer Depression nicht mehr bewältigte. Aus Scham und Angst vor den möglichen Reaktionen aus seiner Umgebung hatte er außer mit seiner Frau und dem behandelnden Psychologen mit keinem Menschen über seine Depression gesprochen. Diese Schamschwelle können Sie senken, indem Sie über Perioden in Ihrem Leben sprechen, in denen Sie selbst seelische Schwierigkeiten hatten. Das Gespräch wird dadurch auch gleichrangiger. Indem Sie Ihre eigene Verletzlichkeit zeigen, stehen Sie nicht mehr über dem anderen.

Sprechen ist für viele Menschen um einiges leichter, wenn

sie dabei etwas tun. Wenn Sie mit Ihrem depressiven Angehörigen ein Stück spazieren gehen, Rad fahren oder etwas anderes tun, bei dem man einander nicht ständig anschauen muss, verläuft ein Gespräch viel leichter. Auch Schweigepausen sind dann eher zu ertragen. Überdies gibt es immer noch das sichere Thema, was Sie um sich herum sehen oder hören.

Es gibt einen weiteren Grund, warum man bei einem Gespräch oft besser etwas tut, statt einander gegenüberzusitzen: Wir sind daran gewöhnt, bei Schwierigkeiten zu sprechen. Wir denken, dass wir so am besten helfen. Ein depressiver Angehöriger hat jedoch nicht immer die Energie dafür. Manchmal hat er lediglich das Bedürfnis, Sie um sich zu haben. Gemeinsam etwas zu tun macht es sowohl für ihn als auch für Sie angenehmer, beieinander zu sein: Sie fühlen sich dann beide nicht so bald unbehaglich.

Keine (billigen) Ratschläge erteilen

Haben Sie selbst schon einmal eine schwierige Periode erlebt? Zum Beispiel, weil eine große Verliebtheit nicht erwidert wurde, eine Beziehung zerbrach, Sie betrogen wurden, weil Sie nicht die Arbeit bekamen, auf die Sie gehofft hatten, weil Sie arbeitslos wurden oder einen nahestehenden Menschen verloren hatten? Haben Sie in jener Zeit schon einmal unerbetene Ratschläge bekommen? Und falls ja – haben die Ihnen genützt?

Sie verstehen, worauf ich hinauswill. Wenn wir auf einer persönlichen Ebene mit Problemen zu kämpfen haben, sind jedem von uns ungebetene Ratschläge zuwider. Sie irritieren uns, da sie die Botschaft vermitteln: »Dafür, womit du dich schon so lange herumquälst, weiß ich – ohne lange darüber nachzudenken – eine passende Lösung.« Sie bagatellisieren das

Problem, mit dem wir uns herumschlagen. Ratschläge rufen auch darum Irritationen hervor, weil die Beziehung dadurch ungleich wird. Der Ratgeber stellt sich über uns, denn »er meint etwas zu wissen, was ich nicht weiß«. Und schließlich finden wir Ratschläge irritierend, weil sie unserer Geschichte zu schnell ein Ende machen. (»Ich möchte einfach erst erzählen, was ich auf dem Herzen habe – und er schneidet das mit einem Ratschlag ab.«)

Und doch ist es der am häufigsten gemachte Fehler im Umgang mit depressiven Menschen: Tipps oder Ratschläge geben. Der in Deutschland sehr populäre Psychiater Manfred Lütz drückte es so aus: »Freilich leiden die Depressiven oft nicht bloß an ihrer Depression, sondern auch an den ›Normalen‹, die mit ihren ›guten Ratschlägen‹ die Depression so richtig unerträglich machen können.« Der Tenor dieser Art Ratschläge ist oft: Lass nicht den Kopf hängen, sieh es doch von der positiven Seite (»Kopf hoch, du siehst das alles viel zu schwarz«). Derartige Bemerkungen helfen nicht, denn wenn Ihr Angehöriger tun könnte, was ihm da geraten wird, hätte er es längst getan.

Warum geben wir anderen Leuten Ratschläge, wenn wir sie doch selbst so verabscheuen? Es ist gut, die Gründe dafür zu kennen, denn dann ist es leichter, dieser Versuchung zu widerstehen.

Zunächst gilt: Wenn wir eines anderen Leid hören oder sehen, denken wir automatisch, wir müssten etwas tun oder sagen. »Er erzählt mir ja nicht ohne Grund von seinen Schwierigkeiten – er erhofft sich einen Rat oder eine Lösung.« Wir geben also einen Rat in der Meinung, der andere wolle auf diese Weise Hilfe bekommen.

Jemandem zu helfen, in welcher Form auch immer, gibt uns darüber hinaus selbst Befriedigung. Unser Gehirn sendet dann sogar Stoffe aus, durch die wir uns glücklicher fühlen. Indem wir einen Rat erteilen, helfen wir dem anderen vielleicht nicht, wichtiger ist, dass wir uns selbst helfen. Das Hemd ist uns immer näher als der Rock. Hinzu kommt noch, dass wir durch einen Ratschlag dem anderen wieder den Ball zuspielen (»Ich habe deine Geschichte angehört und dir einen Rat gegeben – jetzt bist du wieder dran«). Durch einen Ratschlag befreien wir uns somit auch vom Gefühl der Machtlosigkeit (»Man kann doch etwas daran ändern!«).

Der wichtigste Grund jedoch, aus dem wir immer und überall geneigt sind, unsere Ratschläge zu erteilen, ist folgender: Unser Gehirn liebt schnelle Lösungen! Probleme, welcher Art auch immer, wollen wir so schnell wie möglich aus der Welt schaffen. Und das gilt erst recht, wenn es um Schwierigkeiten geht, die uns belasten können und eine Bedrohung für unser eigenes Wohlbefinden darstellen. Werden wir also mit Traurigkeit und psychischem Leid konfrontiert, sucht unser Geist fieberhaft nach Möglichkeiten, dem Leiden den Weg abzuschneiden. Das ist dem Menschen eigen und darum ein zeitloses, universelles Faktum.

Aus all diesen Gründen ist es unglaublich schwierig, Ratschläge für sich zu behalten. Wie jeder habe auch ich in meinem Leben etliche Male in meinem Familien- und Freundeskreis mit psychischem Leid zu tun gehabt. Und obwohl ich schon sehr lange weiß, dass den Menschen mit Ratschlägen nicht gedient ist, ertappe ich mich immer wieder dabei, dass ich Rat geben will. Und ich muss auch bekennen: Obwohl ich weiß, dass man es nicht sollte, habe ich es dennoch regelmäßig getan. Es ist so schwer, machtlos zuschauen zu müssen, erst recht, wenn es um jemanden geht, den man liebt. Gerade dann will man, dass das Leiden so schnell wie möglich aufhört.

Verzeihen Sie sich deshalb selbst die Male, die Sie in diese Falle getappt sind und noch tappen werden. Nehmen Sie sich nur vor, es nicht mehr zu tun. »Beißen Sie sich die Zunge ab«, wenn Ihnen ein guter Rat herauszurutschen droht.

> Wenn wohlmeinende Freunde und Angehörige dem Depressiven sagen: »Reiß dich zusammen«, dann könnten sie es genauso gut zu dem Baby sagen, das in seinem Bettchen weint.
> Wir können es nicht. Es ist nicht so, dass wir es nicht wollen. Wir können es einfach nicht. Aber im Gegensatz zu dem Baby in seinem Bettchen ist unser erwachsenes Gehirn ausreichend beteiligt, um zu wissen, dass wir es können sollten, um zu glauben, dass wir es, wenn wir uns nur genügend anstrengen würden, tatsächlich könnten. Und dann bringt jeder Versuch und jedes Scheitern seine eigene, zusätzliche Depression mit sich, seine eigene tiefe und hoffnungslose Verzweiflung. Und jeder verächtliche Blick, jeder ärgerliche Seufzer von Angehörigen und Freunden treibt uns weiter hinaus in die kalte, schwarze Nacht.
> Die Depression hat ihre eigene Pathologie. Ichbezogenheit ist ein Teil davon. Jemandem, der von einer schweren Depression betroffen ist, zu sagen, er sei selbstsüchtig und bemitleide sich selbst, ist, als würde man jemandem mit Asthma sagen, dass er Atemprobleme hat.
> (Sally Brampton 2009)

Vielleicht fragen Sie sich, was Sie denn sagen sollen, wenn Sie keinen Rat geben dürfen und Phrasen ebenfalls verboten sind. Um Ihnen einige Möglichkeiten aufzuzeigen, habe ich im unten stehenden Kasten eine Reihe unangemessener Formulierungen zusammengestellt und jeweils daneben eine bessere Alternative genannt. Bedenken Sie auch, dass Sie durchaus nicht immer überhaupt etwas sagen müssen. Dazu fällt mir ein, was die niederländische Journalistin Inge Diepman einmal im Fernsehen sagte: Zu ihren Freundinnen, die sie nach dem Verlust ihres neugeborenen Kindes trösten wollten und bekannten, sie wüssten nicht, wie sie dies tun sollten, sagte sie immer wieder: »Komm nur mit leeren Händen, ich werde sie schon mit meinen Geschichten und Tränen füllen.«

Unangebrachte Äußerungen	Empfehlenswerte Äußerungen
Es ist doch halb so schlimm.	Das klingt wirklich nicht gut.
So schlimm ist es doch nicht.	Wie schlimm für dich.
Es könnte alles noch schlimmer sein.	Ich wünschte, ich könnte etwas für dich tun.
Es gibt Licht am Ende des Tunnels.	Ich werde versuchen, dir durch diese Phase hindurchzuhelfen. Auf alle Fälle werde ich versuchen, dir zu helfen.
Es wird alles wieder gut.	Verlass dich auf mich. Sag mir, was ich tun soll. Ich werde für dich da sein, wenn du mich brauchst.
Ich weiß, dass es auch wieder vorübergeht.	Ich liebe dich (verbinden Sie dies mit einer Liebkosung). Ich bin für dich da.
Du brauchst etwas, worauf du dich freuen kannst.	Das Leben kann manchmal so ungerecht und schwierig sein. Wollen wir ein Stück laufen?
Akzeptiere die Dinge so, wie sie kommen!	Manche Dinge sind nicht zu begreifen. Und auch fast nicht zu ertragen.
Daran kannst du nichts ändern.	Das scheint mir unendlich schwierig zu sein.
Es ist Gottes Wille.	Es ist schwierig zu glauben.

Unangebrachte Äußerungen	Empfehlenswerte Äußerungen
Vielleicht ist jetzt eine Tür für dich verschlossen, damit eine andere sich öffnen kann.	Es ist zu früh, um über die Zukunft nachzudenken. Ich kann warten. Tu, was du heute tun kannst. Ich kann dir helfen, wenn du willst.
So ist es nun einmal.	Ich weiß nicht recht, was ich sagen soll, aber ich wohne in der Nähe. Ein Anruf – und ich steige ins Auto. Du bist nicht allein.
Kopf hoch!	Es ist in Ordnung. Das kostet Zeit, viel Zeit.
Das erleben so viele andere Menschen auch.	Das ist so viel schlimmer als alles, was ich je erlebt habe.
Du bist nicht der Einzige.	Es beschäftigt mich sehr, dass du es jetzt so schwer hast.
Schieb es weg und mach einfach weiter!	Ich wünschte, es wäre anders.

Quelle: Claudia J. Strauss 2004

Dem anderen nicht das Wort aus dem Mund nehmen

Ein anderer häufig gemachter Fehler von Angehörigen, ein Fehler, der auf einer Linie mit dem Ratschlaggeben liegt, ist: selbst entscheiden, was der andere braucht. Halten Sie sich an die Richtschnur: Den anderen nicht entmündigen.
Niemand kann Gedanken lesen, folglich auch Sie nicht. Denken Sie noch einmal an die Diskussion zwischen der depres-

siven Frau und ihrem Mann zu Beginn dieses Kapitels. Der Mann tut auf allerlei Art sein Bestes, um seiner Frau zu helfen, doch seine Versuche rufen bei ihr nur Ärger hervor. Zum Glück kommen sie einander am Ende des Textausschnittes doch noch näher. Wie? Dadurch, dass der Mann endlich mit dem Gedankenlesen aufhört und seine Frau fragt, welche Art Hilfe sie haben möchte: »Was willst du von mir?«, und: »Was zum Teufel willst du dann?«

Das Beste, was Sie tun können, wenn Sie Ihren Angehörigen unterstützen wollen, ist, ihn zu fragen, was er am meisten braucht. »Ich möchte dir gern helfen. Was möchtest du am liebsten, das ich tue?«

Rechnen Sie nicht mit klaren Antworten. Ihr Angehöriger ist und bleibt ambivalent im Hinblick auf Hilfe. Überdies macht die Depression die Beantwortung aller Fragen, die einiges Denken erfordern, schwierig. Doch auch wenn keine klare Antwort kommt, haben Sie schon geholfen. Die Frage zu stellen ist schon eine Hilfe. Ihr Angehöriger weiß und spürt dann nämlich, dass er nicht allein steht und dass Sie für ihn da sein wollen. Das ist das Wichtigste!

Absprachen treffen

Eine Depression bringt die Struktur des gewohnten Tagesablaufs ins Wanken. Das Leben kann zu einem Chaos werden: Man geht zu unregelmäßigen Zeiten ins Bett, hängt auf dem Sofa herum, vernachlässigt Aufgaben im Haus. Ist Ihr Lebenspartner von der Krankheit betroffen, kann das Leben besonders schwer für Sie werden, da Sie nicht mehr wissen, woran Sie sind. Im Gefolge dieser zunehmenden Strukturlosigkeit wird auch Ihr Leben die frühere Planungssicherheit verlieren.

Jeder Mensch braucht eine gewisse Struktur und Regelmäßigkeit. Gerade bei einer Depression ist eine feste Tagesroutine lebenswichtig. Ich habe jahrelang als klinischer Psychologe und leitender Therapeut in einem psychiatrischen Krankenhaus gearbeitet. Wie in all diesen Einrichtungen war auch bei uns das erste Behandlungsziel für neu aufgenommene Patienten immer die Wiedererlangung von Strukturen. Es begann mit der Aufstellung eines Tages- und Wochenprogramms mit festen Zeiten für morgendliches Aufstehen, Frühstück, Erfüllung eines Therapieprogramms, Mittagessen, Hobbys, Kaffeestunde, Abendessen, Entspannungsaktivitäten, Schlafengehen. Viele Menschen mussten nach ihrer Aufnahme lernen, wieder einen festen Rhythmus in ihr Leben zu bekommen.

Als Angehöriger können Sie dabei helfen, die Struktur aufrechtzuerhalten oder sie wiederzufinden, falls sie bereits verloren gegangen ist – zum Wohle Ihres Angehörigen, Ihrer selbst und Ihrer Beziehung.

Versuchen Sie, für einige festgelegte Punkte des Tages Verabredungen mit Ihrem Partner zu treffen:

- gemeinsam aufstehen,
- gemeinsam essen,
- gemeinsam schlafen gehen (lassen Sie den Partner nicht auf dem Sofa oder im Wohnzimmer schlafen).

Sehr viele Personen mit einer Depression haben furchtbare Startprobleme und ängstigen sich vor jedem neuen Tag – als hätten sie den Kopf voller Watte und die Taschen voller Blei. Im Laufe des Tages hebt sich ihre Stimmung allmählich; meist fühlen sie sich abends am besten. Durch diese sogenannte Tagesschwankung besteht die Gefahr, den Tages- und Nachtrhythmus umzukehren. Der depressive Angehörige wird zum Beispiel bis spät in die Nacht fernsehen oder am Computer sitzen. So ging es dem Schriftsteller Thomas Rosenboom:

> Ich war gerade geschieden, fühlte mich gar nicht gut. Ich stand immer später auf; vor drei, vier Uhr nachmittags kam ich nicht aus dem Bett. Und dann wurde stundenlang hinausgezögert: sich waschen, einen Spaziergang machen, einkaufen. Und wieder einen Spaziergang. Es wurde eine Krankheit. Ich denke, eine Form von Depressivität.
> (Thomas Rosenboom 2009)

Die Folge ist, dass der depressive Mensch immer mehr den Kontakt zu anderen verliert. Denn wenn andere sich anschicken, zu Bett zu gehen, erwacht dieser erst allmählich zum Leben. Versuchen Sie also, Ihrem depressiven Angehörigen dabei zu helfen, die alte, vertraute Struktur beizubehalten.

Unternehmen Sie, wenn irgend möglich, täglich etwas gemeinsam. Machen Sie zum Beispiel jeden Tag einen halbstündigen Spaziergang. Auch das trägt zum Erhalt der Struktur bei.

Versuchen Sie auch, Verabredungen über Haushaltsaktivitäten zu treffen, zum Beispiel beim Abwasch zu helfen.

Derartige Absprachen zu treffen scheint einfach zu sein, ist es aber nicht – im Gegenteil. Die (Wieder-)Erlangung einer Tagesstruktur kann jedoch der Beginn der Umkehr aus der Depression sein. So entdeckte es auch der eben genannte Schriftsteller Thomas Rosenboom durch Zufall:

> Ich hatte die Möglichkeit, eine Zeit in Wassenaar zu verbringen, im NIAS, einem Institut, in dem hervorragende Wissenschaftler in aller Ruhe, von täglichen Verrichtungen befreit, arbeiten können. Als schmückendes Beiwerk ist auch immer ein Schriftsteller dabei. Ich dachte: Das versuche ich. Eine andere Umgebung.

> Was mir dort enorm geholfen hat, war, dass all die Professoren normale Menschen mit einem normalen Dasein waren. Sie begannen um neun Uhr morgens! Sie aßen um halb eins zu Mittag! Ich tat das nie, ich aß nie tagsüber. Doch hier gab es mittags ein warmes Essen. Und sie hörten um sechs Uhr abends auf! Ich war Teil einer größeren Gruppe, konnte ihrem Rhythmus folgen. Es war eine großartige Erfahrung.
> Nicht, dass ich dort um neun Uhr anfing [...] – aber ich stand wenigstens um neun Uhr auf. Ich war überhaupt nicht imstande, zu schreiben, aber ich fand, dass ich zumindest umherlaufen müsste. Ich arbeitete zwar nicht, bewegte mich aber wenigstens. Ich machte Dauerläufe durch die Dünen, Yogaübungen – alles, was mich stärker machen konnte.
> (Thomas Rosenboom 2009)

Ich habe schon erwähnt, dass es alles andere als einfach ist, Absprachen zu treffen. Aus diesem Zitat können Sie einen wichtigen Grund dafür ableiten. Rosenboom erklärt, er sei noch gerade eben dazu imstande gewesen, um neun Uhr aufzustehen, aber noch nicht in der Lage, zu schreiben. Eine Depression hindert den Betroffenen an seinem normalen täglichen Funktionieren. Das haben psychiatrische Leiden miteinander gemein. Ein Mensch mit einer leichten Depression kann die meisten täglichen Dinge noch ausführen, wenn auch mit einiger Mühe. Einem schwer depressiven Menschen gelingt dies normalerweise nicht mehr. Wenn Sie Verabredungen treffen, werden Sie dem Rechnung tragen müssen; Sie werden zunächst gemeinsam mit Ihrem Angehörigen herausfinden, wozu er noch imstande ist und wozu nicht. Es bringt nichts, etwas zu vereinbaren, was der andere nicht umsetzen kann. Überforderung führt nur zu Frustration und Verschlechterung. Unterforderung ist jedoch auch nicht angebracht. Vergleichen

Sie es mit Muskeln, die schlaffer werden, wenn sie nicht genug zu tun haben. Die Kunst ist, Abmachungen zu treffen, deren Anspruch gerade so hoch ist, dass der Angehörige ihn erfüllen kann. Ein Faktor, der dies komplizieren kann, ist, dass die Schwere der Depression im Laufe der Zeit schwanken kann, manchmal sogar an ein und demselben Tag. Ein depressiver Mensch fühlt sich, wie gesagt, oft abends besser als morgens. Vernünftigerweise nimmt man darauf Rücksicht.

Die Partnerbeziehung pflegen

Eine Depression kann eine Beziehung stark belasten, weil die Regeln für ein gutes gegenseitiges Verständnis fortwährend verletzt werden. Gerade in einer Periode, in der man einander so sehr brauchte, entfernt man sich immer weiter voneinander. Sobald Sie feststellen, dass Sie mehr schimpfen und sich viel häufiger streiten als zuvor, ist es Zeit, die Notbremse zu ziehen und ein klärendes Gespräch zu führen. Um Schlimmeres zu verhüten, versuchen Sie eine Reihe von Umgangs- und Kommunikationsregeln zu vereinbaren oder wieder an sie zu erinnern. Wenn Ihr Partner an einer Depression leidet, könnten Sie zum Beispiel an folgende Regeln denken:

- einander Guten Morgen und Gute Nacht wünschen,
- nicht im Beisein der Kinder streiten,
- Frustrationen nicht aneinander abreagieren,
- Versprechen halten,
- keine Gewalt ausüben, auch nicht mit Gewalt drohen,
- nicht schimpfen oder einander beleidigen.

Es wird nicht immer gelingen, sich an diese Absprachen zu halten. Wahrscheinlich gelang es Ihnen auch nicht, als von Depression noch gar nicht die Rede war. Regeln und Absprachen sind da, um übertreten zu werden, so das Sprichwort. Wenn sie jedoch zu oft verletzt werden, ist es nützlich, sich ihrer wieder zu erinnern. Vielleicht müssen sie dann neu angepasst werden.

Dem Alkoholkonsum Grenzen setzen

Menschen mit einer Depression sind schneller geneigt, Alkohol zu sich zu nehmen. Eine Depression geht mit einem geringen Dopaminspiegel im Gehirn einher. Durch diesen Mangel genießen Betroffene das Leben weniger. Um sich dennoch zufrieden zu fühlen, brauchen sie eine starke Belohnung – genau das, was der Alkohol zu bieten scheint. Das Vertrackte an ihm ist jedoch, dass sein Konsum zu einer weiteren Dopaminverminderung führt. So entsteht ein sich selbst verstärkender Effekt.

Alkohol kann auch die traurigen Gefühle und den Schmerz einer Depression dämpfen – ein wichtiger Grund, warum viele depressive Menschen Betäubung im Alkohol suchen. Menschen, die schwer depressiv sind, werden daher oft abhängig und haben dann mit zwei psychischen Leiden zu kämpfen. Und mehr vom Regen in die Traufe kann ein Mensch kaum noch kommen, denn es gibt wenige Leiden, die schwieriger zu behandeln sind als Alkoholabhängigkeit. Einmal alkoholabhängig, ist die Chance auf Genesung viel kleiner als bei den meisten anderen Leiden, inklusive der Depression.

Versuchen Sie daher mit allen Mitteln zu verhindern, dass es so weit kommt. Beginnen Sie sofort das Gespräch, wenn Sie merken, dass Ihr Angehöriger den Weg der Betäubung durch Alkohol beschreitet. Bieten Sie alle Mittel und alle Überzeugungskraft auf, um die Gefahr der Alkoholabhängigkeit abzuwenden. Setzen Sie Grenzen, solange es noch möglich ist.

Seien Sie zuallererst selbst ein gutes Vorbild, indem Sie mäßig mit Alkohol umgehen. Jemanden trinken zu sehen verführt zum Trinken. In Untersuchungen hat sich gezeigt, dass Menschen schon geneigt sind, zum Kühlschrank zu gehen, wenn sie jemanden im Fernsehen trinken sehen.

Welche Menge ist ungefährlich und risikolos? Die Antwort auf diese Frage richtet sich nach dem Geschlecht. Frauen dürfen nicht mehr als zwei Gläser Wein oder Bier pro Tag trinken, Männer nicht mehr als drei. Das liegt daran, dass der weibliche Körper aus mehr Fett und weniger Wasser besteht und Alkohol sich darum in geringerem Maße auflöst als beim Mann. Da ältere Menschen etwas mehr Körperfett ansetzen und die Leber Alkohol nicht mehr so leicht abbaut, sollten Menschen über sechzig höchstens ein Glas pro Tag trinken.

Sie müssen sich nicht augenblicklich Sorgen machen, wenn Ihr Angehöriger einige Wochen lang mehr als die gerade genannten zwei oder drei Gläser Wein oder Bier täglich trinkt. Vom Rauchen kann man in einigen Tagen abhängig werden, Alkoholabhängigkeit braucht länger, oft sogar mehrere Jahre. Ihre Sorgen sind jedoch gerechtfertigt, wenn Ihr Angehöriger schon länger – zum Beispiel schon einige Jahre – stark und regelmäßig trank und jetzt die Menge noch steigert. Vor allem ist es besorgniserregend, wenn er immer in kurzer Zeit viel Alkohol zu sich nimmt, etwa wenn er innerhalb einer Viertelstunde (oder noch schneller) eine halbe Flasche Wein austrinkt. Hier ist keine Rede mehr von Trinken für die Geselligkeit – dies ist Trinken, um zu vergessen.

Und abgesehen davon, dass Trinken zu Abhängigkeit führen kann, gibt es noch eine andere schädliche Seite des Alkoholkonsums. In all der Zeit, in der Ihr Angehöriger betrunken oder durch einen schweren Kater stark benommen ist, kann er nicht an seiner Genesung arbeiten.

Schließlich: Mehr als drei Gläser Alkohol haben auch noch eine schlechtere Nachtruhe zur Folge: Das Einschlafen gelingt zwar besser, aber der Schlaf ist schlechter, und das Risiko, viel früher wieder zu erwachen, ist groß. Auch das ist der Genesung abträglich.

Die frühere Lebensweise aufrechterhalten

Ich habe bereits dargelegt: Menschen mit einer Depression brauchen längst nicht immer lange, tiefschürfende Gespräche. Vor allem Männer verabscheuen sie sogar. (Auch bei nicht depressiven Männern ist das übrigens so. Und um nicht des Sexismus beschuldigt zu werden: Es gibt auch Frauen, die einen Widerwillen gegen sie empfinden.)

Oft helfen Sie dem Angehörigen am besten, indem Sie einfach Sie selbst bleiben und ihn – wie vor der Depression – so weit wie möglich in alles einbeziehen: indem Sie mit ihm Verwandte und Freunde besuchen, Arbeiten im Haus gemeinsam verrichten, einen Kinofilm ansehen oder ins Theater gehen, Gespräche über Themen führen, über die Sie auch früher gesprochen haben. Indem Sie das frühere Leben aufrechterhalten, tragen Sie einen wichtigen Teil zur Genesung Ihres Angehörigen bei. Lassen Sie sich nicht durch Verweigerungen entmutigen. Respektieren Sie es zwar, wenn Ihr Angehöriger sagt, er habe keine Lust, aber geben Sie nicht auf und machen Sie denselben Vorschlag später noch einmal. Und noch einmal. Bedenken Sie bei allem, was Sie sagen oder fragen, dass es nicht so sehr der Inhalt ist, auf den Ihr Angehöriger primär reagiert, sondern Ihr Ton, Ihr Gesichtsausdruck, Ihre Körperhaltung, kurz: Ihre nonverbale Kommunikation. Wenn Sie einander gut kennen, wird Ihr Angehöriger Irritation oder Ungeduld selbst an den geringsten Stimmlagen oder an kleinen Worten erkennen. Achten Sie darum immer auf Ihre Haltung. Anregen ist erlaubt, jedoch nicht drängend oder bevormundend. Tun Sie es so, wie Sie selbst angeregt werden möchten: unauffällig, einladend, positiv. Ermutigen Sie also, ohne zu fordern.

Das Schwierigste ist, den richtigen Mittelweg zu finden zwischen Ermutigung oder positiver Anregung einerseits und Bevormundung oder gar Entmündigung andererseits. Das ist derartig schwierig, dass Sie sicherlich hin und wieder einen Fehler machen werden. Das schadet jedoch nichts. Bitten Sie um Entschuldigung und versuchen Sie, Ihren Angehörigen davon zu überzeugen, dass Sie es gut mit ihm meinen.

Bei der Behandlung unterstützen

Hat Ihr Angehöriger erst einmal Hilfe gesucht und gefunden, werden Sie sich erleichtert fühlen: Es besteht die Aussicht auf Genesung. Zugleich könnte es jedoch sein, dass Sie sich dann machtlos und schuldig fühlen, da Sie meinen, Sie selbst müssten doch wohl zuallererst verantwortlich dafür sein, diese Hilfe zu leisten. Und manchmal fühlen Sie sich auch ausgeschlossen, da Ihr Angehöriger intime und persönliche Dinge ohne Sie mit einem Dritten bespricht. Womöglich wird sogar über Sie gesprochen!

Viele Angehörige möchten gern in die Behandlung einbezogen sein, da auch sie gern ihre Kenntnis und Erfahrung in Bezug auf ihren Angehörigen einbringen wollen. Leider besteht darüber in vielen psychiatrischen Kliniken noch kein Konsens. Der Leserbrief an die *Volkskrant* zeugt davon:

Bezieht die Familie bei der Behandlung mit ein!

Dass Therapeuten psychiatrisch erkrankter Patienten sich die Erfahrungen der Familie zu wenig zunutze machen (Forum, 18. August), spricht mir aus der Seele. Meine Mutter musste vor einigen Jahren – nach mehreren Klinikaufenthalten wegen Depressionen – wiederum in ein psychiatrisches Krankenhaus aufgenommen werden.

Dort wurde von den behandelnden Ärzten Mal um Mal ein anderes Behandlungskonzept vorgeschlagen, von dem mir als durch Erfahrung sachkundig Gewordener schon im Voraus klar war, dass es nicht zur Genesung führen würde. Nach einigen Monaten wurde sie als ausreichend wiederhergestellt nach Hause entlassen. Meiner Meinung nach war sie dies nicht, und das habe ich dem Arzt gegenüber auch ausgesprochen. Noch innerhalb eines Monats musste sie wieder eingewiesen werden. Als Betroffener ist es schwierig, den Ärzten gegenüber knallhart zu widersprechen, da man in einer Abhängigkeitsposition ist. So viele stationäre Plätze gibt es in Amsterdam nicht. Schließlich wurde meine Mutter zum Glück völlig gesund.

Doch hätte man während der Behandlung eher nach meinen Erfahrungen gefragt, wäre weniger Zeit verloren gegangen.

(A. van Dam 2009)

Bezüglich der Einbeziehung der Familie bei der Behandlung gibt es große Unterschiede zwischen Einrichtungen und Hilfeleistenden. Manche Therapeuten bemühen sich durchaus darum, die Sicht der Familie zu hören, und laden den am unmittelbarsten betroffenen Angehörigen (Partner, Eltern) grundsätzlich zu einem Gespräch ein. Ich selbst habe das ebenfalls immer getan und zwischen der zweiten und dritten Therapiesitzung die mit dem Patienten am engsten verbundenen Angehörigen zu einem Gespräch gebeten – außer, wenn der Patient dies nicht wollte, was sehr selten der Fall war. Sollte also der Therapeut dies in Ihrem Fall nicht anbieten, bitten Sie ihn darum! Manche tun es erst, wenn die Familie selbst die Initiative dazu ergreift.

Im 4. Kapitel werde ich ausführlicher auf das Dreieck Patient–Therapeut–Familie eingehen. Sie werden dann noch viel mehr Hinweise darauf erhalten, wie Sie Ihre eigene Rolle darin bestimmen können.

Wenn Ihr depressiver Angehöriger sich entscheidet, selbst zu versuchen, seine Depression zu überwinden – durch Aufgaben seines Therapeuten oder eines Selbsthilfebuches –, können Sie ihn durchaus zusätzlich unterstützen, indem Sie ihm Ihre Hilfe bei der Aufgabenerledigung anbieten: Will er sich mehr bewegen, können Sie fragen, ob er es schön fände, dies gemeinsam zu tun. Machen Sie dann zum Beispiel abends gemeinsam einen Spaziergang oder eine Radtour. Für Ihren Angehörigen ist es dadurch leichter, Disziplin zu halten und seinen Vorsatz umzusetzen.

Sie können sich – wenn Ihr Angehöriger dies mag – auch immer interessiert nach seinen Therapieaufgaben erkundigen, nach seinen Fortschritten und den Problemen, die ihm dabei begegnen. Wichtig ist auch hier wieder, nicht ungebeten in eine beratende Rolle zu verfallen.

Und es gibt noch eine dritte Art der Unterstützung. Wie Sie im folgenden Kapitel lesen können, ist die populärste Therapiemethode bei Depressionen die sogenannte kognitive Verhaltenstherapie. Jene Aufgaben, welche die Patienten im Rahmen dieser Therapie ausführen, sind zum großen Teil auch gut geeignet für Menschen, die zwar keine Depression haben, sich aber geistig entfalten oder selbstsicherer werden wollen. So haben inzwischen Millionen geistig gesunde Arbeitnehmer großer multinationaler Unternehmen auf Kosten Ihrer Arbeitgeber das sogenannte Rationale Effektivitätstraining (RET) besucht, aus dem die kognitive Verhaltenstherapie entstanden ist. Darin lernen sie, eigenes unerwünschtes Verhalten oder unerwünschte Emotionen in ein effektiveres Verhalten oder effektivere Emotionen umzusteuern. Arbeitgeber waren gern bereit, die Kosten für dieses Training zu übernehmen, denn Untersuchungen hatten gezeigt, dass Arbeitnehmer sich dank der RET-Methode besser fühlten, widerstandsfähiger wurden und seltener erkrankten.

Sie haben es sicherlich erkannt: Um Ihr depressives Familienmitglied zu unterstützen, können Sie vorschlagen, seine Aufgaben und Übungen ebenfalls durchzuführen. Sie unterstützen damit nicht nur Ihren Angehörigen, sondern haben auch selbst einen Nutzen davon.

Der Spirale depressiver Interaktion entkommen

Die größte Gefahr im Zusammenleben mit einem depressiven Angehörigen, den man zu unterstützen versucht, ist, in eine »Spirale depressiver Interaktion« zu geraten. Folgendes ist gemeint:

Jemand, der depressiv ist, lässt Sie – ohne dies laut sagen zu müssen – wissen: »Ich bin schwach, hilflos, ich bewältige das Leben nicht allein. Hilf mir, bitte.« Damit konfrontiert, werden Sie spontan helfen wollen. Je mehr Sie den anderen lieben, desto stärker wird Ihre Hilfsbereitschaft sein. Wenn Sie dann jedoch versuchen, Hilfe zu bieten, erfolgt eine unerwartete Reaktion: Ihr depressiver Angehöriger reagiert langsam oder gar nicht. Er scheint überhaupt wenig oder kein Interesse für andere zu haben, selbst nicht für Sie, der sich doch so anstrengt, um ihn zu unterstützen. Es ist, als lasse Ihr depressiver Angehöriger alles an sich abgleiten. Das schmerzt Sie. Doch abgesehen davon ruft dieses Verhalten auch Irritation bei Ihnen hervor. »Was ich auch sage oder versuche – es ist egal.« Trotz Ihrer Irritation helfen Sie weiter, möglicherweise jetzt aber etwas gebremst oder – im Gegenteil – sogar noch ein wenig verstärkt.

Durch Ihren Gesichtsausdruck, Ihre Körperhaltung und die Art des Sprechens werden Ihre Irritation oder Ungeduld, die Sie verbergen wollen, dem Erkrankten dennoch deutlich. Ihr depressiver Angehöriger hat hierfür eine spezielle, sensible Antenne entwickelt und denkt: »Siehst du – ich bin eben nichts wert.« Sein Selbstwertgefühl sinkt noch weiter ab. Innerlich wird auch er ärgerlich, da er denkt: »Selbst der mir am nächsten Stehende versteht mich nicht.« Diesen Ärger schluckt er aber hinunter – er ist ja mehr als je zuvor abhängig von Ihnen und anderen Nahestehenden. Überdies »gehört« es zu einer Depression, die Wut hinunterzuschlucken und auf die eigene Person zu richten. »Ich bin ein Nichtsnutz, der anderen nur zur Last fällt.« So verschlimmern sich die Depression und sein Gefühl der Verzweiflung und Aussichtslosigkeit. Ihre Hilfe und Unterstützung haben jetzt noch weniger Effekt. Dadurch wiederum verstärkt sich Ihre Irritation. Leicht können Sie dann den Punkt erreichen, an dem Sie zu direkten Vorwürfen übergehen: »Du musst dir schon auch Mühe geben« oder »Denk doch mal an unsere Kinder, für sie ist es auch nicht gut, wenn du so bist«. Oder Sie nehmen enttäuscht innerlich Abstand. Die Vorwürfe und die zunehmende Isolation, in die Ihr depressiver Angehöriger dadurch gerät, verschlimmern die Depression weiter. Und so wird sowohl sein als auch Ihr Leiden immer stärker.

Nach diesen Erläuterungen wird unweigerlich die Frage entstehen: Wie kann man diesem Kreislauf depressiver Interaktion entkommen? Ist es überhaupt möglich, dieser hier skizzierten Abwärtsspirale zu entgehen? Der beste Rat, den ich Ihnen hier geben kann, ist: Betrachten Sie Ihren Angehörigen als Patienten. Das heißt: Sehen Sie seine Passivität, seine Klagen und den Mangel an Lebenslust als Merkmale der Depression – und nicht seiner Person. Ich sagte bereits: Ihr Angehöriger will schon, kann aber nicht – nicht andersherum. Niemand ist zum eigenen Vergnügen unleidlich.

Erst, wenn Sie sich selbst klarmachen können: »Hier spricht die Depression und nicht mein Angehöriger«, werden Sie in der Lage sein, auf eine ruhige und ausgeglichene Art Ihrer Betroffenheit Ausdruck zu verleihen.

Einige weitere Empfehlungen

In diesem Kapitel habe ich diverse Ratschläge für den Umgang mit einem depressiven Angehörigen gegeben. Es gibt noch weit mehr Empfehlungen. Im Rahmen dieses Buches ist es jedoch nicht möglich, sie allesamt ausführlich darzustellen. Darum nenne ich jetzt eine gewisse Anzahl von ihnen, die keiner näheren Erläuterung bedürfen, da sie für sich selbst sprechen. Einige Ratschläge werden Sie vielleicht wiedererkennen, da sie schon früher auftauchten. Ich wiederhole sie hier, da sie so wichtig sind.

Zunächst gebe ich Ihnen etliche Hinweise auf Verhaltensweisen, die man lieber unterlassen sollte. Dann folgen Ratschläge, wie man stattdessen handeln sollte.

Zu vermeidende Verhaltensweisen:

- Spornen Sie Ihren Angehörigen nicht zu früh zu Aktivitäten an, stellen Sie auch keine zu hohen Anforderungen an ihn. Bedenken Sie, dass er durch zu wenig Hilfe noch tiefer in die Depression gerät, zu viel Hilfe ihn jedoch unnötig abhängig macht und sein Selbstwertgefühl unterminiert.

- Verurteilen Sie die Gedanken und Gefühle des anderen nicht (»Was bist du doch für ein Schwarzseher!«). Versuchen Sie nicht, ihm Schuldgefühle »auszureden«.
- Spielen Sie nicht den großen Retter oder Erlöser. Spielen Sie nicht den Therapeuten.
- Übersehen Sie kleine Erfolge nicht, bagatellisieren Sie sie auch nicht.
- Beginnen Sie nie eine Diskussion darüber, wer recht hat.
- Versuchen Sie nicht, ihn zu überreden, einmal eine etwas fröhlichere Gesellschaft aufzusuchen, oder ihm klarzumachen, dass er keinen Grund hat, düsterer Stimmung zu sein (»Du hast doch alles«).
- Seien Sie nicht überbesorgt; damit vergrößern Sie beim anderen das Gefühl der Hilflosigkeit.
- Reagieren Sie nicht irritiert oder mit Unverständnis, wenn bestimmte Aufgaben im Haus unerledigt bleiben.
- Seien Sie möglichst nicht ungeduldig und machen Sie ihm keine aggressiven Vorwürfe. Reagieren Sie nicht abweisend.
- Fassen Sie keine Beschlüsse – weder große noch kleine – hinter seinem Rücken, sondern beziehen Sie ihn wie früher in alles ein.
- Nehmen Sie die Depression Ihres Angehörigen nicht persönlich. Er zieht sich nicht zurück, weil Sie nicht attraktiv, nett oder liebenswert sind.

Empfohlene Verhaltensweisen:

- Machen Sie sich klar, dass eine Depression nichts mit Charakterschwäche, fehlendem »Mumm« oder Mangel an Rückgrat und Motivation zu tun hat. Depression ist keine Frage des Nichtwollens, sondern des Nicht-mehr-wollen-*Könnens*. Der »Startmotor« ist defekt.

- Versuchen Sie, Ihren Angehörigen zu Dingen anzuregen, die er vor seiner Depression schön fand. Beginnen Sie dabei mit sehr kleinen Schritten – zum Beispiel mit täglichen kleinen Spaziergängen.
- Versuchen Sie, Ihren Angehörigen bei der Befolgung bestimmter Lebensregeln zu unterstützen, etwa bei der Einrichtung einer festen Tageseinteilung.
- Halten Sie sich vor Augen, dass Depression eine *Krankheit* ist; die Genesung braucht Zeit und Geduld.
- Versuchen Sie, für den anderen *da zu sein*, ohne viele Ratschläge zu geben, darum geht es an erster Stelle.
- Loben Sie Ihren Angehörigen für jeden nicht depressiven Satz.
- Versuchen Sie, alle Gefühle, Beschwerden und Probleme, die Ihr depressiver Angehöriger hat, zu akzeptieren, wie sie sind. Versuchen Sie wenigstens, ihm hierüber keine Vorwürfe zu machen.
- Bleiben Sie verfügbar und erwarten Sie nicht, dass Ihre Unterstützung und Hilfe schnelle Wirkung zeigen. Geduld ist hier eine gute Sache!
- Bedenken Sie, dass für Sie einfach erscheinende Dinge, wie das Anrufen des Hausarztes zur Terminvereinbarung, eine (fast) unlösbare Aufgabe darstellen können.
- Depression tritt in Wellen auf und verläuft auf und ab. Sehen Sie einen einzigen guten/schlechten Moment nicht als Beweis für Genesung/Rückfall. Ein langer Atem ist erforderlich (Haig 2016).
- Versuchen Sie, Vertrauen dafür zu vermitteln, dass die Depression wieder vorübergeht. Achten Sie darauf, dass Ihr

Gesicht in seinem Beisein nicht zu besorgt aussieht. Tun Sie aber auch nicht übertrieben optimistisch.

- Loben Sie den Angehörigen immer für alles, was er tut, auch wenn es nicht vollkommen oder nicht fertig ist. Loben Sie ihn, selbst wenn das, was er tut, in Ihren Augen unter dem Durchschnitt ist.
- Erklären Sie auch anderen Familienmitgliedern, Freunden und Bekannten, was eine Depression ist und was diese Störung bei dem Betroffenen bewirkt. Das verhindert, dass diese Personen entmutigt werden und den Kontakt abbrechen.
- Wählen Sie einen »Mittelweg«, wenn der Angehörige wie im Falle einer schweren, vereinzelt auftretenden »psychotischen Depression« Wahnvorstellungen hat. Sagen Sie nicht: »Was du hörst oder siehst, ist nicht wahr«, sondern: »Ich sehe/höre nicht, was du siehst/hörst«, »Ich sehe, dass das scheußlich für dich ist« oder »Du denkst es, da du so deprimiert bist«.

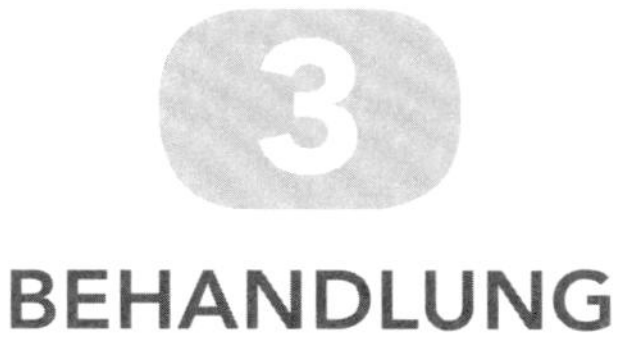

BEHANDLUNG

Depressionen sind in den meisten Fällen gut behandelbar. In diesem Kapitel werde ich darstellen, welche Formen der Behandlung es gibt, und beginne mit der Psychotherapie. Danach werde ich mich jenen Therapien widmen, die Veränderungen in Biologie und Chemie des Geistes in Gang setzen und dadurch die Depression zu heilen versuchen. Die bekannteste kennen Sie sicher: Antidepressiva.

Schließlich komme ich zur ausführlichen Erörterung jener Frage, die Therapeuten und Patienten schon viele Jahre beschäftigt und es wahrscheinlich auch noch viele weitere Jahre tun wird: Welche Behandlung ist vorzuziehen?

Psychotherapie

Wenn Sie sich auf den Markt der Psychotherapie begeben, können Sie aus vielen Angeboten wählen. Und Jahr für Jahr kommen noch neue Angebote hinzu. Der Markt wird jedoch von einigen großen Angeboten dominiert. Die bekanntesten und am häufigsten angewandten Formen der Psychotherapie werde ich jetzt vorstellen.

Psychodynamische Therapie (Tiefenpsychologische Psychotherapie)

Diese Therapie wurzelt im Gedankengut der Psychoanalyse Sigmund Freuds und der analytischen Therapie von C. G. Jung sowie in dem ihrer Schüler. Der Begriff »Tiefenpsychologie« verweist auf die Annahme, dass die Therapie in die Tiefe geht und sich auf die Suche nach Motiven und Sehnsüchten macht, die sich unter der Oberfläche des Bewusstseins befinden.

Die auf dem psychoanalytischen Gedankengut basierende Therapie läuft darauf hinaus, dass sich der Patient mithilfe des Therapeuten auf die Suche nach den frühkindlichen Wurzeln seiner emotionalen Probleme begibt. Dadurch, dass er eine Erklärung für die Bedeutung der psychischen Probleme findet, werden diese kleiner oder jedenfalls erträglicher. Der Therapeut geht davon aus, dass die Quelle der Depression in der frühen Kindheit liegt. Er richtet seine Aufmerksamkeit vor allem auf ungelöste Konflikte aus der Jugend, die noch immer fortbestehen. Beispiele solcher Konflikte sind, selbstständig und unabhängig sein, zugleich aber auch versorgt werden und eine intime Beziehung haben zu wollen; auf die Eltern wütend zu sein, aber zugleich immer brav sein und geliebt werden zu müssen. Um von der Depression zu genesen, müssen diese Konflikte nachträglich gelöst werden.

Psychodynamisch orientierte Therapeuten gehen davon aus, dass diese Konflikte während der Therapiesitzungen an die Oberfläche kommen werden und der Patient in seiner Beziehung zum Therapeuten frühere Sehnsüchte, Wünsche, Ängste, Aggressionen und so weiter wiedererlebt oder – im psychoanalytischen Jargon – auf den Therapeuten »überträgt«. Verliebt sich zum Beispiel der Patient in den Therapeuten oder wird er wütend auf ihn, so wird dieser es zum Thema der Behandlung machen und damit die Vergangenheit für den Patienten wiederaufleben lassen. Der Therapeut versucht, dem Patienten deutlich zu machen, woher seine gegenwärtigen Verhaltensmuster kommen, welche Ursachen sie haben und warum Verhaltensweisen sich wiederholen. Ziel der Entwirrung der Vergangenheit ist es, die Gegenwart besser zu verstehen und Fehler, die in der Vergangenheit gemacht wurden, fortan zu vermeiden. Zur Illustration folgt hier ein kurzes Fragment aus einer Behandlung, in der ein Therapeut seiner Patientin die wichtigste Regel der Therapie erklärt:

> In unserer ersten Sitzung sagte ich, ich könnte Ihnen bei der Untersuchung Ihrer Beziehungen zu anderen am besten helfen, indem ich mich auf unsere Beziehung hier in diesem Sprechzimmer konzentriere. Dieser Raum hier in meinem Sprechzimmer ist ein sicherer Ort – sollte es zumindest sein –, an dem Sie hoffentlich offener sprechen können als anderswo. Und an diesem sicheren Ort können wir untersuchen, wie wir miteinander umgehen. [...] Sehen wir uns also noch einmal die Gefühle an, die Sie mir hier entgegenbringen. (Irvin D. Yalom 2000)

Die Therapie verlangt vom Patienten, eine sehr aktive Rolle zu übernehmen: Er muss während der Sitzungen sprechen, viel sprechen. »Verlust« ist dabei ein wichtiges Thema. Gebührende Aufmerksamkeit muss hierbei der Aggression zuteilwerden, denn sie ist unverzichtbar für einen wirklichen Abschied von einer sehr geliebten Sache oder einem sehr geliebten Menschen. Ein anderes Thema, das oft zur Sprache kommen wird, ist Selbstwertgefühl bzw. Selbstachtung. Nach Ansicht psychoanalytisch geschulter Therapeuten ist das Selbstwertgefühl depressiver Menschen häufig zu sehr von der Anerkennung durch ihre Mitmenschen abhängig. Wie kleine Kinder wagen depressive Personen oft erst dann, Initiativen zu ergreifen, wenn andere, von denen sie sich abhängig fühlen, diese gutheißen. Die Therapie versucht, den depressiven Patienten vom Joch des Urteils anderer zu befreien und zu mehr Vertrauen in eigene Einsichten zu führen.

Eine tiefenpsychologische Behandlung kann sich über einen kürzeren Zeitraum erstrecken und etwa 10 bis 40 Sitzungen (von jeweils 50 Minuten) umfassen. Diese sogenannte psychodynamische Kurzzeittherapie kann gewählt werden, wenn die Depression aufgrund einer begrenzten psychosozialen Krise wie zum Beispiel einer Ehescheidung entstanden ist.

Die Therapie kann aber auch länger dauern und 50 bis 100 Sitzungen umfassen. Die psychoanalytische Psychotherapie wird vor allem dann in Betracht kommen, wenn das Krankheitsbild und die Persönlichkeit dies nahelegen und die gegenwärtigen Probleme nur aus der Lebensgeschichte heraus verstanden werden können.

Die intensivste Form der tiefenpsychologischen Behandlung ist die von Freud eingeführte klassische psychoanalytische Behandlung. Der Patient liegt dabei auf der Couch und wird vom Therapeuten ermutigt, alles zu äußern, was ihm in den Sinn kommt.

Für echte Freudianer ist diese Therapie – die ja aus Hollywoodfilmen sattsam bekannt ist – die einzig mögliche Art, eine Depression wirklich zu heilen: Nur sie fasse die Depression bei ihrer Wurzel. Wegen der Dauer (drei bis fünf Sitzungen pro Woche und das drei bis fünf Jahre lang) können sich jedoch nur relativ wenige Menschen dieser Therapie unterziehen. So hat sie auch nur einen Anteil von etwa sieben Prozent aller tiefenpsychologischen Verfahren.

Kognitive Verhaltenstherapie

Eine 35-jährige Frau berichtet in einigen Sätzen ihrer neuen Therapeutin über eine frühere Therapieerfahrung:

> Eines Morgens, als draußen der Schnee in fröhlichem Gestöber vom Himmel fiel, erzählte ich ihr von meinen ersten Therapieerfahrungen. Ich hatte es schon einmal mit kognitiver Verhaltenstherapie (KVT) versucht, dem am häufigsten praktizierten und populärsten Therapieansatz in der westlichen Welt. Diese Form der Behandlung ist von relativ kurzer Dauer und viel strukturierter als die Therapie, die ich momentan machte. In der KVT spielt der Therapeut mehr die Rolle eines Freundes oder Lebensberaters und hat kein Interesse daran, was im Unbewussten abläuft, sondern zielt lediglich auf eine Veränderung der Denk-, Gefühls- und Verhaltensmuster seiner Klienten ab.
> (Lorna Martin 2009)

Die kognitive Verhaltenstherapie ist eine Kombination zweier Therapien, die zunächst einzeln angewendet wurden: der Verhaltenstherapie und der kognitiven Therapie.

Die Verhaltenstherapie ist, wie schon der Name sagt, vor allem auf das Verhalten des Patienten gerichtet. Mit der Begleitung eines Therapeuten lernt der Patient, wieder Dinge zu tun, die seine Stimmung aufhellen können. Als ersten Schritt bittet der Therapeut den Patienten, ein Tagebuch seiner Aktivitäten und seiner Stimmung zu führen. Meistens entdeckt der Patient dabei einen Zusammenhang zwischen beiden: Bestimmte Aktivitäten korrelieren mit einer besseren, andere mit einer schlechteren Stimmung. Im folgenden Schritt wird dann anhand dieses Befundes ein Plan erstellt, mehr Dinge zu unternehmen, die dem Patienten guttun. Auch ein Selbstbehauptungstraining ist eine Maßnahme, die von Verhaltenstherapeuten oft angewendet wird, um der Depression entgegenzuwirken.

»Ich kann nichts«, »Ich bin ein Versager«, »Niemand mag mich wirklich« – solche Gedanken sind typisch für einen depressiven Menschen. Die kognitive Therapie verändert die pessimistischen Auffassungen, unrealistischen Erwartungen und kritischen Selbstbeurteilungen, die die Depression verursachen und aufrechterhalten. Sie hilft dem Patienten, den Unterschied zwischen echten und unechten Problemen zu erkennen, sich positive Lebensziele zu setzen und die Selbstachtung zu stärken. Zentraler Ausgangspunkt der kognitiven Therapie ist der Gedanke, dass wir uns fühlen, wie wir denken, und uns besser fühlen können, indem wir anders – positiver – denken lernen.

Die kognitive Therapie unterscheidet sich von vielen anderen Therapien dadurch, dass sie mit vielen einleuchtenden Aufträgen arbeitet und eine klare Struktur hat. Wegen dieser beiden Charakteristika eignet sie sich auch sehr gut für die Behandlung über das Internet (siehe S. 111).

Klientenorientierte/Personzentrierte Psychotherapie

Die klientenorientierte Gesprächstherapie ist in Deutschland – neben der kognitiven Therapie und der tiefenpsychologischen Psychotherapie – die häufigste Therapieform. Sie entstand in den Vierzigerjahren des 20. Jahrhunderts als Reaktion auf die psychoanalytische Praxis in den Vereinigten Staaten. Ihrem geistigen Vater, dem humanistischen Psychologen Carl Rogers, erschien die »Diät« der Psychoanalyse zu bitter. Seine Therapie zielte mehr auf Verbesserung, darauf, das Leben angenehmer zu gestalten, statt schmerzliche Erinnerungen hervorzuholen, die man oftmals besser ruhen ließe. Ihm klang das Wort »Patient« auch viel zu passiv. Ausgangspunkt seiner Behandlung ist, dass der Hilfesuchende *erwachsen* ist und selbst am besten weiß, was ihm fehlt und was ihm guttut. Der Therapeut soll die gesunden Kräfte, die in dem Patienten vorhanden sind, erschließen und ihn so in die Lage versetzen, selbst den Weg zur Lösung seiner Probleme zu finden. Der Klient mit seiner eigenen Einsicht steht also im Zentrum der Behandlung – daher der Begriff »klientenorientiert« bzw. »klientenzentriert«. Die wichtigste dem Therapeuten zur Verfügung stehende Technik ist das aktive Zuhören, das heißt, dass er sich völlig in den Klienten einfühlt und dessen Gefühle widerspiegelt, ohne ihn dabei in eine bestimmte Richtung zu lenken: ein nicht direktives Vorgehen. Durch Gespräche gelangt der Patient zu Einsichten und Gefühlen, die zuvor verborgen waren. Ein anderes wichtiges Instrument des Therapeuten ist die völlige, uneingeschränkte Akzeptanz des Klienten mit all seinen Problemen und Defiziten. Der Leitgedanke ist, der Klient werde in einer solch sicheren Atmosphäre nicht nur lernen, seine Stärken besser zu nutzen, sondern auch, seine Begrenzungen zu akzeptieren.

Interpersonelle Therapie

Kein Mensch lebt allein auf der Welt. Der Leitgedanke der interpersonellen Therapie, die wie die kognitive Therapie speziell für die Behandlung von Depressionen entwickelt wurde, ist folgender:

Gestörte soziale Beziehungen und Probleme zwischen Menschen spielen bei der Entstehung der Depression die Hauptrolle, und diese Stress verursachenden Faktoren können korrigiert werden, indem man mit anderen Menschen anders umgeht als bisher.

Die interpersonelle Therapie versucht darum, dem Patienten zu helfen, eine bessere Einsicht in jene Prozesse zu gewinnen, die sich zwischen ihm und seinen Mitmenschen abspielen. Sie hilft ihm, seine sozialen Fähigkeiten zu erweitern. Ziel ist, dass der Patient besser mit anderen umgehen und so seine emotionalen Bedürfnisse besser befriedigen kann.

Um dieses Ziel zu erreichen, erstellt der Therapeut gemeinsam mit dem Patienten eine Liste aller seiner wichtigen Beziehungen. Dann fragt er den Patienten, wonach er sich bei all diesen Kontakten sehnt und was er von ihnen empfängt. Schließlich gehen Therapeut und Patient auf die Suche nach Strategien, die dabei helfen können, das zu bekommen, was der Patient vermisst. Probleme werden in vier Kategorien eingeteilt: aktuelle zwischenmenschliche Konflikte (zum Beispiel Partnerkonflikte), Konflikte über die Rolle dessen, was man von Freunden erwartet und tatsächlich bekommt, wichtige Veränderungen oder Übergänge im persönlichen oder beruflichen Leben (Geburt eines Kindes, Ehescheidung, neue Arbeit, Entlassung), Isolation und Verlust (zum Beispiel wegen Konflikten, Tod, Krankheit von Nahestehenden). Die Verlustverarbeitung ist daher ein weiteres wichtiges Thema innerhalb der interpersonellen Therapie.

Die interpersonelle Therapie ist eine Behandlungsform, die aus Amerika kommt und nicht nur wegen ihrer kurzen Dauer (12 bis 40 Sitzungen von jeweils einer Stunde) und ihrer klaren Struktur Anklang findet, sondern auch, weil ihre Prämissen sehr logisch erscheinen und der Patient in die Verfolgung der Therapieziele verstehend einbezogen werden kann. Sie wird daher auch als die »Therapie des gesunden Menschenverstandes« bezeichnet. Ihr Ziel: Die Persönlichkeit eines Menschen soll nicht verändert werden; vielmehr soll er lernen, seine Fähigkeiten optimal zu nutzen und von seiner Persönlichkeit bestmöglich zu profitieren.

Lösungsorientierte Therapie

Die lösungsorientierte Therapie der koreanisch-amerikanischen Psychotherapeutin Insoo Kim Berg ist eine strukturierte, auf kurze Dauer angelegte Form der Hilfe, darauf ausgerichtet, deutlich formulierte Probleme anzugehen. Nachdem ein Problem genau umschrieben ist, suchen Therapeut und Patient gemeinsam nach einer realisierbaren Lösung. Ausgangspunkt hierbei ist: Was will der Patient, und was kann er an seinen Problemen ändern?

Der Schlüssel zur Lösung ist oft die sogenannte Wunderfrage, die der Therapeut dem Patienten stellt:

> Darf ich eine etwas ungewöhnliche Frage stellen? Stellen Sie sich vor, Sie gehen am Ende unseres Gesprächs nach Hause … beenden Ihren Tag … und gehen zu Bett. Und während Sie schlafen … geschieht ein Wunder, und die Probleme, deretwegen Sie jetzt hier sind, sind verschwunden. Aber Sie schlafen, also wissen Sie nicht, dass das Wunder geschehen ist. An welchen Dingen werden Sie morgen beim Erwachen als Erstes spüren, dass das Wunder stattgefunden hat?
> (Peter de Jong & Insoo Kim Berg 2001)

Ergebnis dieser Wunderfrage: Der Patient formuliert so sein individuelles Behandlungsziel und beschreibt auch selbst den Weg dorthin. Der eine wird zum Beispiel berichten, er stehe morgens wieder wie früher auf, bereite ein gutes Frühstück für sich und lese danach wieder die Zeitung. Ein anderer entdeckt durch die Wunderfrage, dass er künftig mit mehr Freude zur Arbeit gehen kann, wenn er nicht mehr Versteck spielt, sondern seine Situation mit seinem Vorgesetzten bespricht und seine Wünsche äußert. Je länger und intensiver der Patient mit seinem Therapeuten über die geträumte Wirklichkeit spricht, desto klarer sieht er diese vor sich und desto größer ist die Chance, dass er den Weg aus dem Problemzustand zu einem Lösungsansatz findet und seine Genesung in Gang setzt.

Die lösungsorientierte Therapie richtet sich vorzugsweise auf die Stärken und Qualitäten des Patienten und schaut weniger auf seine Schwächen; sie achtet hingegen auf das, was ihm gelungen ist. Indem sie dem Patienten die Augen für seine Qualitäten, seine Erfolge und positiven Phasen öffnet und seine eigenen Fähigkeiten anspricht, um Lösungen für seine Probleme zu finden, bekommt er ein positiveres Bild von sich selbst und das Eis der Depression beginnt zu schmelzen.

Mindfulness (oder Achtsamkeitstraining)

Gedanken kann man nicht unterdrücken – aber man kann sehr wohl aufhören, an sie zu glauben. Das ist, kurz gesagt, der Kern der Mindfulness-Methode oder des Achtsamkeitstrainings, einer Therapie, die buddhistische und westliche psychologische Einsichten – namentlich die der kognitiven Therapie – auf eine viele Menschen ansprechende Art kombiniert. Ziel dieser inzwischen schon längst nicht mehr alternativen Methode ist, zu lernen, ganz »im Hier und Jetzt zu sein«. Dadurch verringert man die zu große Aufmerksamkeit für das eigene Ich und negative, demoralisierende Gefühle wie Traurigkeit, Wut, Schuld, Selbstvorwürfe, Verzweiflung. Wenn man lernt, nicht länger in der Vergangenheit zu verharren oder sich um die Zukunft zu sorgen, sieht man allen Reichtum um sich her, an dem man bisher achtlos vorübergegangen ist (so Jon Kabat-Zinn, der geistige Vater dieser Methode). Eine praktische Aufgabe, sich in Mindfulness zu üben, ist, eine Routinetätigkeit – zum Beispiel das Geschirrspülen oder das Zähneputzen – mit voller Aufmerksamkeit von Augenblick zu Augenblick auszuführen. Man konzentriert sich hundertprozentig auf das, was man gerade tut, und versucht, andere Gedanken, die sich ständig aufdrängen, auszuschließen. Durch solche Übungen kann man seinen Geist vom ständigen Grübeln und Sichquälen befreien.

Ein anderer Ausgangspunkt der Mindfulness ist, die Depression nicht zu negieren, sondern ihr »ins Auge zu sehen«. Erst wenn man die Angst vor der Depression überwunden hat, kann man sich der Realität stellen.

Denn wie Robert Pirsig in »Zen und die Kunst, ein Motorrad zu warten« – *dem* Kultbuch der Siebzigerjahre – über »Festsitzen« schreibt:

> Versuchen wir es einmal mit einer Neubeurteilung der Situation, indem wir annehmen, dass Ihr Festsitzen, der Nullpunkt des Bewusstseins, nicht die schlimmste aller denkbaren Situationen, sondern die bestmögliche Situation ist, in der Sie sich befinden können. Schließlich und endlich ist es eben dieses Festsitzen, auf das die Zen-Buddhisten mit so viel Mühen absichtlich hinarbeiten – durch Koans, Atemübungen, Sitzen in der Stille und ähnliches. Ihr Geist ist leer, Sie haben »losgelassen«, nehmen die geistige Haltung des »steten Anfangens« ein. Sie sind ganz vorn an der Spitze des Wissenszuges, direkt auf dem Gleis der Realität. Nehmen Sie einmal an, dass dies nicht ein Augenblick ist, den Sie fürchten müssen, sondern den Sie pflegen sollten. Wenn Ihr Geist wirklich und zutiefst festsitzt, sind Sie vielleicht besser dran, als wenn er voller Ideen steckt.
> [...]
> Man sollte das Festsitzen nicht zu vermeiden suchen. Es ist der psychische Vorläufer jedes echten Verstehens.
> (Robert M. Pirsig 1976)

ACT

ACT ist eine neue Form der Behandlung, die Ende des zwanzigsten Jahrhunderts vom Amerikaner Steven C. Hayes entwickelt wurde und bereits 2011 von den Vereinigten Staaten offiziell als evidenzbasiert anerkannt wurde. ACT kann als eine erfolgreiche Kombination aus kognitiver Verhaltenstherapie und Mindfulness angesehen werden. Mit Letzterem teilt sie die Annahme, dass die Hauptquelle des menschlichen Leides bei einer Depression in seinen Versuchen liegt, ständig gegen unerwünschte Gedanken, Emotionen, Erinnerungen, körperliche Empfindungen und Umstände zu kämpfen. Dieser Kampf um die Kontrolle ist nach ACT kontraproduktiv, denn die enorme Menge an Zeit und Energie, die in die Beseitigung von Angst, Einsamkeit und Dunkelheit investiert wird, kann nicht für sinnvolle Aktivitäten genutzt werden. Und wenn doch, dann macht die Person das auf Autopilot. Weil sie nicht mit dem Kopf dabei ist, kann sie es nicht genießen. Der erste Schritt der ACT-Behandlung ist daher das Erlernen der Akzeptanz: sich für alles zu öffnen, was man erlebt. Der zweite Schritt ist, sich von seinen Gedanken zu lösen, gerade in der kognitiven Verhaltenstherapie, damit sie den Menschen nicht so schnell berühren. Nicht indem man sie bekämpft, sondern indem man sie aus der Ferne, sozusagen mit neutralem Blick, einer kritischen Prüfung unterzieht und ihren Nutzen in seinem Leben untersucht. Der nächste Schritt ist die Untersuchung, was für jemanden wirklich wichtig ist und dem Leben einen Sinn gibt.

Wenn jemand weiß, was er (wirklich) will, kann er den letzten und entscheidenden Schritt zu einem neuen Leben machen: lernen, auf die innere Stimme im täglichen Leben zu hören und entsprechend zu handeln (d.h. sich danach zu richten). Weitere Informationen zu dieser Behandlungsform bietet die Website www.dgkv.info/act. Sie können auch dorthin gehen, um einen Praktizierenden zu finden, der sich darauf spezialisiert hat.

Welche Psychotherapie ist die beste?

In der Einleitung zu diesem Kapitel habe ich erwähnt, dass es ein umfangreiches Angebot von Therapiemethoden gibt. Jemand hat einmal im Scherz gesagt, es gebe ebenso viele Therapien wie Psychotherapeuten. Sucht man im Internet nach Psychotherapie, stößt man auf Begriffe wie Regressionstherapie, psychodynamische Therapie, NLP, Hypnotherapie, narrative Therapie, transaktionale Therapie, Gestalttherapie, Dramatherapie, existentielle Therapie, Pesso-Therapie, integrative Therapie. So wohllautend, beeindruckend und vielversprechend sie alle auch klingen mögen: Wenn Ihr Angehöriger sich für die Behandlung seiner Depression einen Therapeuten wählt, der sich einer dieser Behandlungsmethoden bedient, so ist das ein Glücksspiel. Es ist ja nicht bewiesen, ob sie für die Behandlung von Depressionen effektiv sind.

Für die hier besprochenen Therapieformen gilt, dass die Effektivität folgender vier Methoden nachgewiesen wurde: psychodynamische Therapie, kognitive Verhaltenstherapie, interpersonelle Therapie und lösungsorientierte Therapie. Für die anderen drei Methoden gilt dies noch nicht, doch steht von Mindfulness inzwischen fest, dass sie das Risiko einer zukünftigen neuerlichen Depression vermindert. Sie hat daher in der englischen Richtlinie zur Behandlung von Depression, auf die ich später noch zu sprechen kommen werde, bereits ihren Platz erlangt. Die tiefenpsychologische Psychotherapie und die klientenorientierte Gesprächstherapie verfügen also noch nicht über das Prädikat »Effektivität nachgewiesen«.

Dennoch wurde in der »Richtlinie des Gemeinsamen Bundesausschusses über die Durchführung der Psychotherapie« (»Psychotherapie-Richtlinie«) vom 10.12.2009 festgelegt, dass die Behandlungskosten der tiefenpsychologischen Psychotherapie sowie der kognitiven Verhaltenstherapie von den Krankenkassen übernommen werden.[1]

Der Grund für die Auswahl gerade dieser beiden Formen unter Ausschluss der anderen liegt in der Definition, die die Richtlinie für ein Psychotherapieverfahren zugrunde legt: Dieses muss nicht nur eine umfassende Theorie über Entstehung und Fortdauer von Krankheiten und ihre Behandlung, sondern auch ein breites Spektrum von Anwendungsmöglichkeiten aufweisen. Da die anderen der oben dargestellten Therapieformen ein oder sogar beide Kriterien nicht erfüllen, sind sie unberücksichtigt geblieben. (In einer Beilage erläutert der Bundesausschuss noch einmal extra, dass die Gesprächstherapie den Erfordernissen der Psychotherapie-Richtlinie nicht entspricht. Andere Therapieformen, die aus demselben Grund genannt wurden, sind u. a. Gestalttherapie, Psychodrama und Transaktionsanalyse.)

Wie bereits erwähnt, wurde nur von drei Therapieformen nachgewiesen, dass sie bei der Behandlung der Depression effektiv sind. Doch auch deren Wirksamkeit ist geringer, als bis vor Kurzem noch angenommen wurde. Bisher galt, dass für zwei Drittel der depressiven Patienten eine Therapie von Vorteil ist. In einer bemerkenswerten Großstudie, in der die Daten von mehr als tausend Studien kombiniert wurden, stellte sich heraus, dass sich nur etwas mehr als die Hälfte der Patienten nach einer Therapie besser fühlte (Cuijpers et al. 2010). Bedenkt man, dass vierzig Prozent von ihnen sich ohnehin (d. h. auch ohne Therapie) wieder erholt hätten, ist dies ein rundweg enttäuschendes Ergebnis. Die Forscher stellten fest, dass der Effekt von Therapien früher höher eingeschätzt wurde, da man Studien mit einem ungünstigen Ergebnis meist nicht publizierte.

Dass eine Therapie effektiv ist (»bedingt effektiv« sollte ich wohl besser sagen), besagt übrigens nicht, dass ihre theoretischen Prämissen richtig sind. Bis heute kann sich keine einzige Therapie darauf berufen, dass ihr Blick auf die Depression durch eine wissenschaftliche Untersuchung uneingeschränkt unterstützt wird. Kurzum, auch bei wirksamen Therapien wissen wir noch nicht mit Sicherheit, *warum* sie wirken. Dies ist allerdings in der Medizin sehr oft der Fall: Für viele Krankheiten und Leiden gibt es adäquate Behandlungsmethoden, ohne dass wir wissen, worauf ihre Wirkung beruht. Um bei unserem Gebiet zu bleiben: Weder von Antidepressiva noch von der Elektroschockbehandlung, die in den nächsten Kapiteln behandelt werden, ist genau bekannt, welchem Faktum ihre Wirkung zu verdanken ist. Ebenso wenig wissen wir, warum sie bei bestimmten Menschen besser wirken als bei anderen. Bekannt ist allerdings, dass im Allgemeinen jene Formen der Therapie am besten anschlagen, die am ehesten mit den Lebensauffassungen des Klienten übereinstimmen. Das ist ein wichtiges Faktum. Denn sich im Vorwege hinlänglich über die hier kurz abgehandelten Therapiemethoden zu orientieren und unter ihnen eine *eigene* Wahl zu treffen kann die Chance auf Genesung erhöhen.

Biologische Formen der Behandlung

Psychotherapie greift direkt in das Denken, Fühlen und Verhalten des depressiven Patienten ein und versucht so, die Genesung zu bewirken. Biologische Behandlungsformen trachten dasselbe zu erreichen, wählen hierfür jedoch den Körper als Ansatzpunkt. Ebenso wenig, wie wir genau wissen, wie Psychotherapie wirkt, so ist – ich erwähnte es schon – auch wenig bekannt, worauf die Wirkung biologischer Behandlungsmethoden beruht. Die meisten Fachleute erklären sie jedoch wie folgt: Unser Verhalten, unsere Gefühle, Gedanken und die körperlichen Abläufe sind eng miteinander verbunden. Man könnte es mit einer Vierzimmerwohnung vergleichen, deren Türen zueinander offen stehen. Wenn die Temperatur des einen Raumes ansteigt, wird dies auch in den anderen geschehen.

Einige Beispiele zeigen, wie unsere Gefühle, unser Denken, Verhalten und das körperliche Funktionieren einander beeinflussen: Verlieben wir uns, merken wir (und die Menschen in unserer Umgebung), dass wir anders denken als gewohnt. Wir sind optimistischer in Bezug auf uns selbst und die Zukunft. Und wir verhalten uns dementsprechend: Oft sind wir ausgelassener, manchmal eher in uns gekehrt. Auch körperlich treten Veränderungen auf: Wir fühlen uns besser, wir schlafen schlechter – oder auch besser, der Appetit verändert sich, wir können uns weniger gut konzentrieren.

Ein zweites Beispiel: Wenn wir Fieber haben, also mit dem Körper etwas nicht in Ordnung ist, treten auch in Gedanken, Gefühlen und Verhalten Veränderungen auf. Womöglich hören oder sehen wir dann sogar Dinge, die es nicht gibt: Wir fantasieren.

Bei einer Depression tritt in Körper und Geist eine Störung im Gleichgewicht sogenannter chemischer Stoffe (wie Neurotransmitter und Hormone) auf, die für unser psychisches Funktionieren wichtig sind. Ein solcher Zustand ist begleitet von einer Änderung in Verhalten, Fühlen und Denken. Durch Bewegung oder Medikamente – die beiden wichtigsten biologischen Behandlungsformen – kann dieses Gleichgewicht wiederhergestellt werden.

Nochmals: Wie dies genau geschieht, ist nicht bekannt.

Bewegung als Medizin

Der Psychiater David Servan-Schreiber, der seine Depression selbst heilte und darüber den Bestseller *Die neue Medizin der Emotionen* schrieb, erklärt Folgendes:

> Man kann selbst das Funktionieren des Gehirns verändern, dafür benötigt man nicht immer Medikamente oder jahrelange Sitzungen auf der Couch. Ich selber konnte meine düsteren Gedanken vermindern, unter anderem, indem ich dreimal pro Woche zum *Spinning* ging.
> (David Servan-Schreiber 2008)

Eines der effektivsten und am schnellsten wirkenden Mittel gegen Depression ist: Bewegung. Mindestens dreimal pro Woche, am liebsten jedoch täglich mindestens eine halbe Stunde stramm gehen, Rad fahren, schwimmen – so, dass man wohl noch sprechen kann, aber außer Atem ist –, das scheint bei einer leichten bis mäßigen Depression ebenso effektiv zu sein wie die Einnahme von Antidepressiva.

Es gibt Studien, die darauf hinweisen, dass die heilsame Wirkung der Bewegung umso größer ist, je weniger Kondition man hat und je mehr man sich bisher den Verlockungen des Essens, der Fortbewegung mit dem Auto und dem passiven Sitzen vor dem Fernseher oder Computer hingegeben hat. Ein positiver Effekt der Bewegung, der fast bei jedem auftritt, ist, dass man weniger grübelt. Da Körper und Atmung stark beansprucht werden, bleibt für Grübelei kein Raum mehr. Viele Jogger berichten, dass sie nach etwa fünfzehnminütigem Lauf automatisch in einen Zustand geraten, in dem sich spontan positive Gedanken einstellen. Und nach dem Bewegen hält dieser positive Zustand meistens noch einige Stunden an.

Ein Niederländisch-Dozent mit einer schweren Depression beschreibt, was mit ihm geschieht, wenn es ihm gelingt, seinen festgefahrenen psychischen Motor wieder in Gang zu setzen, indem er sich aufs Fahrrad setzt und eine mehrstündige Fahrt unternimmt:

> Nach einigen Kilometern springt der Motor an, die körperliche und damit auch die soziale und geistige Lähmung nehmen ab. Nach zehn Kilometern beginnen Gedanken und Satzfetzen in meinem Kopf zu entstehen. Nach zwanzig Kilometern schießen Ideen und Pläne wie Raketen unter meiner Schirmmütze hervor. Nach dreißig Kilometern hege ich freundliche Gefühle meinen Mitmenschen gegenüber. Das ist der Augenblick, in dem die Welt Farbe und Tiefe zurückerhält.
> (Maarten van Buuren 2008)

Als positive Folge der Bewegung empfindet man mehr Freude an den Dingen des täglichen Lebens – an Kindern, Freunden, dem Haustier, den Mahlzeiten, an Lektüre und Musik. Bewegung hat keine nachteiligen Nebenwirkungen. Wichtig ist auch, dass bei Menschen, die nach ihrer Genesung von der Depression ihr Bewegungsprogramm fortsetzen, das Risiko eines Rückfalls um ein Drittel niedriger liegt als bei Menschen, die durch ein Antidepressivum gesund wurden.

Außer dass Bewegung wie ein Antidepressivum wirkt, hat sie noch weitere positive Effekte: Sie ermöglicht, das Körpergewicht zu beherrschen, verstärkt die Libido, verbessert die Qualität des Schlafes, stärkt das Immunsystem, sorgt für starke Knochen, schützt gegen Herz- und Gefäßkrankheiten und bestimmte Krebsarten, ja, sie kann sogar die Demenz hinauszögern. Kurzum, Körper und Geist brauchen Bewegung ebenso sehr wie Essen, Trinken, Atmen und Schlafen. Bewegung ist ein primäres Lebensbedürfnis. Ein Defizit daran wird früher oder später bestraft.

Antidepressiva

Medikamente gegen Depression heißen Antidepressiva. Oft wirken sie nicht sofort. Bis zur ersten Besserung der Symptome – wie größere Ruhe und besserer Schlaf – vergehen vier Tage bis zu drei Wochen. Der optimale Effekt, vor allem die Verbesserung der Stimmung, lässt jedoch drei bis sechs Wochen auf sich warten.

Es gibt mehrere Sorten von Antidepressiva. Ihre Wirkung ist von Person zu Person verschieden. Der eine profitiert vor allem bei dem Medikament A und reagiert nicht oder kaum auf das Medikament B, während bei einem anderen das Gegenteil eintritt. Jedes Medikament hat auch seine eigenen Nebenwirkungen, und auch diese können bei verschiedenen Personen unterschiedlich sein. Durch all diese Faktoren kann es nötig werden, mehrere Medikamente auszuprobieren, ehe man das richtige gefunden hat. Manchmal ähnelt die Suche sogar ein wenig jener nach der berühmten Nadel im Heuhaufen. Nebenwirkungen, die zum Wechsel des Präparats nötigen, können sein: Schläfrigkeit, Benommenheit, Sinken des Blutdrucks, trockener Mund, Schweißausbrüche, Gewichtszunahme, verschwommenes Sehen, Übelkeit, Verstopfung, Schwindel, Gefühlsabstumpfung, sexuelle Lustlosigkeit und Kopfschmerzen. Oft verringern sich die Nebenwirkungen in gewissem Maß im Lauf der Behandlung, meist schon nach zwei bis drei Wochen. Im Übrigen ist es der pharmazeutischen Industrie in den letzten Jahrzehnten gelungen, die Nebenwirkungen der Antidepressiva um einiges zu vermindern. So hat die letzte Generation dieser Präparate – zu der unter anderen Fluoxetin, Fevarin, Seroxat und Trevilor bzw. Venlafaxin gehören – weniger unangenehme Nebenwirkungen als jene, die in den Fünfziger- und Sechzigerjahren des 20. Jahrhunderts auf den Markt kamen (die sogenannten zyklischen Antidepressiva, deren Bezeichnung auf ihrer chemischen Struktur beruht: Sie umfasst ein bis fünf Ringe oder »Zyklen«). »Weniger unangenehm« ist jedoch ein relativer Begriff. Auch die modernen SSRI-Präparate[2] haben Nebenwirkungen, die vom Patienten als sehr unangenehm erlebt werden können – wie etwa verminderte Lust an Sexualität bzw. Unfähigkeit zur Sexualität bei durchaus bestehendem Wunsch danach. Die Pharmaindustrie und verschreibende Ärzte erkennen zwar an, dass Antidepressiva Nebenwirkungen haben – was sie mit dem Spruch »Keine Wirkung ohne Nebenwirkung« abmildern –, doch sie versichern sogleich, dass Antidepressiva nicht abhängig machen. Ob dies zutrifft, hängt davon ab, was genau man unter Abhängigkeit versteht. Antidepressiva machen nicht in dem Sinn abhängig, dass man immer mehr davon benötigt, aber wenn man ihre Einnahme beendet, bewirkt das ebenso wie bei anderen Abhängigkeiten (z. B. vom Rauchen und vom Alkohol) Entzugserscheinungen. Es treten dann Beschwerden auf, die jenen depressiven Beschwerden ähneln, die der Patient früher hatte, erst recht, wenn man das Medikament abrupt absetzt. Hierüber lasse ich eine Patientin aus einem Roman zu Wort kommen:

> Obwohl ich mich von den Tabletten langsam und etappenweise mit Hilfe meiner Hausärztin entwöhne, stänkert er rum. Mir ist dauernd schwindelig. So sehr, dass mir davon übel wird. Mein Herz bewegt sich wie ein schlechter Tänzer: ungelenk und ohne jegliches Taktgefühl. Herzstolpern nennt man das. Das klingt sehr hübsch, ist aber auch beängstigend. Und so stolpern mein Herz

und ich durch diese mittelschöne Zeit des Entzugs. Mit meinem Herz schwankt auch meine Stimmung. Die Übelkeit nervt, und dass ich den Haken an meinem neuen Glück nicht finde, auch.
Ich werde empfindlich, einmal wache ich mitten in der Nacht auf und fange heftig an, zu weinen. Einfach so. [...]
Max kauft mir Kaugummi gegen die Übelkeit, und ich versichere mich regelmäßig in Internetforen, dass meine hässlichen Symptome tatsächlich Entzugserscheinungen und kein aufkommender Herzinfarkt sind. Somit sind sie endlich und gut auszuhalten. Nach drei Wochen Übelkeit allerdings habe ich die Schnauze gestrichen voll, mein Körper allerdings auch, und so beschließt er endlich, sich nicht so zu haben, und funktioniert von einem Tag auf den nächsten wieder wie geschmiert.
(Sarah Kuttner 2009)

Ärzte, die nach heutigen Einsichten arbeiten, werden normalerweise zunächst mit einem Antidepressivum der letzten Generation beginnen. Geht es einem Patienten damit nicht besser, werden sie ihm vorschlagen, zu einem alten, »schwereren« Medikament überzugehen.

Wirken Antidepressiva nicht, kann noch eine zusätzliche Behandlung mit Lithium gewählt werden. Dieses Medikament kann die Wirkung eines Antidepressivums verstärken.

Lithium, kombiniert mit einem zyklischen Antidepressivum, ist in der Hälfte der Fälle erfolgreich. Jene zehn Prozent der Patienten, die auch nach einer Behandlung mit der Kombination eines zyklischen Antidepressivums und Lithium keine deutlichen Zeichen der Besserung zeigen, können von einem sogenannten MAO-Hemmer (einer anderen Art von Antidepressiva) profitieren. In der Hälfte der Fälle hat man hiermit Erfolg. MAO steht für »Mono-Amino-Oxidase«, das heißt, diese Medikamente hemmen die Vernichtung eines für den chemischen Haushalt des Gehirns wichtigen Stoffes. MAO-Hemmer können die unangenehme Nebenwirkung haben, den Blutdruck gefährlich zu erhöhen. Um dies zu vermeiden, sollte der Patient eine spezielle Diät befolgen (u. a. salzarm essen).

Ich erwähnte bereits, dass die Effektivität der Psychotherapie geringer ist, als bis vor Kurzem noch angenommen wurde. Leider gilt dies auch für Antidepressiva. Englische Forscher fassten Anfang 2008 ihre Studie über die Wirkung der Antidepressiva in der einflussreichen medizinischen Zeitschrift New England Journal of Medicine zusammen, wo sie konstatierten, dass die Wirkungen der Antidepressiva immer überschätzt worden seien, und zwar aus demselben Grund, aus dem über die Psychotherapie bis vor Kurzem zu positiv gedacht wurde: Unliebsame Studien wurden nicht publiziert (Turner et al. 2008). Bezieht man unpublizierte Untersuchungen mit ein, ergeben sich bei Vergabe eines Antidepressivums und eines Placebos bei den entsprechenden Untersuchungsgruppen nur geringfügige Unterschiede, außer bei an einer Depression wirklich schwer Erkrankten. Die Effektivität moderner Antidepressiva ist also sehr gering. In Studien, bei denen man einer Probandengruppe ein Antidepressivum gibt und der anderen ein Placebo mit Nebenwirkungen, schien die Wirkung des Antidepressivums sogar zurückzufallen (Hubble et al. 1999).

Warum ein Placebo mit Nebenwirkungen? Patienten, so wurde erklärt, die ein Scheinmedikament ohne Nebenwirkungen bekämen, könnten herausfinden, dass sie getäuscht wurden; bei einem Placebo mit unangenehmen Nebenwirkungen sei dies nicht der Fall.

Ein letztes Wort noch zu Antidepressiva. *The Lancet*, eine der renommiertesten medizinischen Fachzeitschriften der Welt, veröffentlichte 2016 eine detaillierte Studie über die vierzehn am häufigsten für Kinder und Jugendliche verschriebenen Antidepressiva (Cipriani et al. 2016). Das Ergebnis der Studie war, dass sie bis auf wenige Ausnahmen (wo der Effekt übrigens sehr gering war) nicht wirkten. Die Zeitschrift kam daher zu dem Schluss, dass Antidepressiva nicht an Kinder und Jugendliche verschrieben werden dürfen. Leider kommt dies in der Praxis immer noch allzu oft vor.

Welche Behandlung ist die beste?

»Ich möchte, dass es meinem Angehörigen bessergeht, aber welche Behandlung bietet dafür die beste Gewähr?« – Nach der Lektüre des Vorangegangenen ist dies eine logische und verständliche Frage.

Da sowohl Fachleute als auch Patienten unter der Qual der Wahl leiden und niemand in der Lage ist, den nie endenden Strom der Publikationen über die Behandlung von Depressionen zu lesen, haben mehrere westliche Länder Richtlinien mit Empfehlungen und Handlungsanweisungen herausgegeben, die auf den Resultaten wissenschaftlicher Untersuchungen basieren. Weil es in Deutschland (noch) keine spezielle Richtlinie für die Behandlung von Depressionen gibt, werde ich im Folgenden die niederländische und englische Richtlinie zugrunde legen, die übrigens in großen Zügen übereinstimmen.[3]

Welche Behandlung vorzugsweise gewählt werden sollte, hängt – laut den zwei genannten Richtlinien – von folgenden Faktoren ab:

Faktoren für die Auswahl der richtigen Behandlung

- Handelt es sich um eine erste Depression, oder hat der Betroffene früher schon ein- oder mehrmals unter der Krankheit gelitten?
- Wie schwer ist die Depression?
- Welche Behandlung bevorzugt der Patient selbst?

In den folgenden Ausführungen werde ich immer wieder auf diese Faktoren zurückkommen.

Erst einmal abwarten?

Wie erwähnt, stimmen die niederländische und die englische Richtlinie in großen Zügen überein. Die niederländische jedoch unterscheidet sich von der englischen in Bezug auf jene Patienten, die sich mit einer leichten oder milden Depression zum ersten Mal bei ihrem Hausarzt vorstellen. Da 40 Prozent der Menschen mit einer Depression innerhalb von drei Monaten genesen, seien sie nun behandelt worden oder nicht, empfiehlt man in den Niederlanden, sich nicht gleich zu Beginn einer Depression in Behandlung zu begeben, sondern erst einmal abzuwarten – besonders, wenn bei einer leichten Depression ein deutlicher psychosozialer Faktor wie Stress oder ein einschneidender Verlust mitzuspielen scheint und/oder der Patient selbst noch keine Behandlung möchte. »Abwarten« ist jedoch ein etwas irreführender Begriff. Denn ebenso wie die englische rät auch die niederländische Richtlinie dem Hausarzt, den depressiven Patienten sofort genau über Depression zu informieren – etwa zu erklären, wie eine Depression meistens verläuft und wie wichtig tägliche körperliche Bewegung und ein regelmäßiger Tagesablauf sind. Schon eine solche Aufklärung kann

Depressionssymptome vermindern, das zeigte eine neue Meta-Analyse von 9.000 Studien (Donker, T., Griffiths, K. M., Cuijpers, P., Christensen, H. 2009).

Beide Richtlinien empfehlen dem Hausarzt, den Patienten in der ersten Zeit im Auge zu behalten und ihn regelmäßig zur Sprechstunde kommen zu lassen, um den Verlauf der Depression beobachten zu können. Ebenso enthalten beide die Empfehlung, der Hausarzt möge dem Patienten Selbsthilfe nahelegen – entweder mit Bibliotherapie, also Selbsthilfebüchern, oder mit Internettherapie, basierend auf den Prinzipien der kognitiven Verhaltenstherapie. Für beide Formen der Therapie gilt, dass sie bei nicht allzu schwerer Depression ebenso effektiv sind wie Antidepressiva oder die Behandlung durch einen Psychologen oder Psychiater. Für die Selbsthilfe per Buch gilt allerdings, dass eine Form der Unterstützung (face to face, telefonisch oder per E-Mail) eines professionellen Helfers nötig ist, der die Fortschritte kontrollieren kann (P. Cuijpers et al. 2008). Auch als Gruppentherapie ist die kognitive Therapie sehr effektiv. Die englische Richtlinie empfiehlt diese als eine gute Form der ersten Hilfe.

Kurzum, abwarten bei einer ersten Depression ist ein relativer Begriff. Er suggeriert Passivität (die Zeit ihr Werk tun lassen), während es gerade darauf ankommt, Aktivität zu entfalten und an sich selbst zu arbeiten. Passivität im Sinn von Nichtstun ist ohnehin unangebracht. Darum wird dem Hausarzt, wie erwähnt, sowohl nach niederländischer als auch nach englischer Richtlinie empfohlen, den Patienten auf die Wichtigkeit regelmäßiger Bewegung hinzuweisen. Die englische Richtlinie rät dazu, dies in der Gruppe oder mit einem anderen zu tun, was ich nur unterstützen kann. Erst kürzlich berichtete mir ein Freund, er sei zwei Jahre zuvor depressiv gewesen und Bewegung habe ihm damals geholfen.

> Ich war depressiv, schreckte aber vor Psychotherapie zurück und mochte auch keine Medikamente nehmen. Im Internet las ich, dass »Running Therapy« auch bei einer Depression helfen könne, und da ich schon immer recht sportlich war – in Schule und Universität war ich gut in Leichtathletik –, beschloss ich, täglich zu laufen. Ich hatte das Glück, gerade in dieser Zeit eine Frau kennenzulernen, die jeden Morgen um 9.15 Uhr joggen ging, nachdem sie ihren Sohn zur Schule gebracht hatte. Ich fragte sie, ob wir das zusammen tun könnten, worüber sie froh war. Wir verabredeten uns täglich bei der Brücke vor unserem Haus. Dank dieser Frau brachte ich die Disziplin auf, durchzuhalten. Und gemeinsam zu laufen hatte für mich noch einen weiteren Vorteil: Da ich jeden Morgen um 9.15 Uhr bereitstehen musste, musste ich auch jeden Abend rechtzeitig zu Bett gehen und bekam so Regelmäßigkeit in mein Leben.

Es ist noch gar nicht lange her, dass bei einer Depression, auch bei ihrer ersten, leichten Form, oft sofort Antidepressiva verschrieben wurden. Sowohl die niederländische als auch die englische Richtlinie sind hiermit zurückhaltend und warnen sogar davor, standard- oder routinemäßig Antidepressiva zu verschreiben, da deren Vorteile die Nachteile (d. h. ihre Nebenwirkungen) kaum aufwiegen. Bei einer ersten milden bis mäßigen Depression raten sie nur dazu, wenn die Krankheit schon einige Monate andauert. In anderen Fällen empfehlen sie erst dann diese Medikamente, wenn andere Interventionen versagt haben. Doch hiermit habe ich schon den folgenden Abschnitt begonnen.

Vier niedrigschwellige Formen der Behandlung

Internettherapie

Eine Frau (42) über Psychotherapie und deren Alternative:

> Mit einem Therapeuten zu sprechen ist unerträglich. Dir wird eine Dreiviertelstunde zugeteilt. Die Uhr liegt zwischen euch. Am Ende muss bezahlt werden. Und manchmal bekommst du einen Brief für die Krankenkasse mit. [...]
> Da ist Schreiben schon erträglicher, denn jedes Wort kann reiflich erwogen, jeder Satz in der Stille deines Arbeitszimmers zwanzigmal neu geschrieben werden, ehe du die Worte preisgibst, sie entlässt ins Gesäusel, Geplapper, Geschnatter, Gezwitscher. Worte nehmen einem Erlebnis nichts von seiner Intensität – ja, sie können das Erleben sogar noch intensiver werden lassen.
> (Kristien Hemmerechts 1998)

Vielleicht mag Ihr depressiver Angehöriger wie diese Frau nicht zu einem Psychotherapeuten gehen, hat aber dennoch das Gefühl, es werde ihm allein nicht gelingen, seine Depression hinter sich zu lassen. Dann ist Internettherapie eine Überlegung wert, besonders, wenn ihm, wie der eben zitierten Frau, das Schreiben liegt.

Internettherapie bedeutet, dass man, wie das Wort schon ausdrückt, seine Behandlung von einem Therapeuten erhält, mit dem man per Internet – per E-Mail – Kontakt hat. Die Behandlung besteht zum größten Teil aus Aufträgen aus der kognitiven Verhaltenstherapie. Vorteile dieser Möglichkeit sind: Ihr Angehöriger kann diese Aufträge in der Zeit ausführen, die für ihn am günstigsten ist, er hat mehr Zeit, über die Antworten nachzudenken, es ist anonym (er braucht keine Sorge zu haben, im Wartezimmer seines Therapeuten einen Bekannten zu treffen), es gibt keine Wartelisten und die Behandlung verläuft schneller, denn meist werden zwei Sitzungen pro Woche durchgeführt statt nur einer wie bei einer normalen Therapie.

Über die Effektivität braucht Ihr Angehöriger sich keine Sorgen zu machen. Sie steht der regulären Therapie mit dem persönlichen Kontakt in nichts nach.

»Ist das nicht sehr distanziert?« Lassen Sie mich hierauf eine persönliche Antwort geben:

Um den Jahrtausendwechsel herum war ich vier Jahre lang damit beschäftigt, eine Internettherapie für ältere Menschen zu entwickeln. Viele meiner Kollegen waren skeptisch, als sie hörten, womit ich mich befasste. Ihr triftigster Einwand war, dass für das Gelingen einer Therapie eine gute Vertrauensbeziehung zwischen Patient und Therapeut am wichtigsten sei. Eine solche Beziehung sei nicht möglich, wenn Therapeut und Patient einander nicht sähen.

Als ich den Internetkurs fertig hatte und mit etwa fünfzehn Patienten, die sich dafür angemeldet hatten, einen Versuch startete, merkte ich zu meinem Erstaunen, dass zwischen mir und meinen Patienten sehr wohl eine solide Vertrauensbindung entstand. Sie war sogar stärker als bei jenen Patienten, die ich zuvor in meiner Laufbahn in der Sprechstunde behandelt hatte. Ich begann sogar, meine Internetpatienten ein wenig zu idealisieren. Der Grund: Anders, als ich es in der regulären Therapie gewöhnt war, erfüllten die meisten Patienten hier sehr regelmäßig und gewissenhaft ihre Aufträge und sprangen nur selten vorzeitig ab, und die normale frühere Irritation meinerseits, wenn Klienten zuletzt ihren Termin absagten oder zu spät kamen, gab es nicht. Oft fühlte ich mich durch den Eifer, mit dem die Patienten ihre Aufträge ausführten, geehrt. Schließlich freute ich mich auf jeden Bericht, den ich per Internet von einem Patienten bekam. War eine Therapie erfolgreich abgeschlossen, war ich nicht nur stolz, sondern auch wehmütig, da der Patient jetzt ohne mich seinen Weg fortsetzte. Als angenehm an der Internettherapie empfand ich auch, dass ich immer ein oder zwei Tage lang Zeit zum Nachdenken hatte, ehe ich reagierte, und in dieser Zeit, falls nötig, Literatur oder Kollegen zurate ziehen konnte. So vermochte ich mich stets von meiner besten Seite zu zeigen.

Warum ich diese Erinnerungen hier aufgreife und so detailliert beschreibe? Weil meine ersten Erfahrungen mit Internettherapie typisch für diese neuzeitliche Form der Behandlung sind und später von diversen Studien bestätigt wurden. Internettherapie ist keine distanzierte, unpersönliche Behandlungsart. Therapeut und Patient bauen eine Beziehung auf, die – behutsam ausgedrückt – der normalen Therapie nicht nachsteht.

In Deutschland ist diese Therapie bisher noch nicht anerkannt. Bisher gibt es nur eine Website, die im Rahmen einer Studie angeboten wird. Es ist jedoch zu hoffen, dass sich bei ähnlich positiven Ergebnissen wie in den Niederlanden diese Methode in der Zukunft auch in Deutschland etablieren wird und weitere Internettherapien entwickelt werden.

Bibliotherapie

Noch niedrigschwelliger als die Internettherapie ist die im vorigen Kapitel erwähnte Bibliotherapie, die Selbsthilfe mit einem Buch. Bei einer leichten und mittelschweren Depression (die zusammen zwei Drittel aller Depressionen ausmachen) ist sie ebenso effektiv wie die Face-to-Face-Therapie – und im Übrigen erheblich preisgünstiger. Ein anderer Vorteil der Selbsthilfe ist: Das Risiko, dass »die Chemie« zwischen Patient und Therapeut nicht stimmt, entfällt. Ein weiterer Vorteil: Man kann genau jene Aufträge für sich wählen, die einem am überzeugendsten erscheinen: Selbsthilfebücher enthalten in der Regel eine ganze Reihe von (evidenzbasierten) Aufgaben, aus denen der Leser selbst seine Wahl treffen kann.

Keine einzige Therapie ist für jeden geeignet; dies gilt auch für die Bibliotherapie. Für die Selbsthilfe mit einem Buch muss der Nutzer nicht ein ebenso begabter Schreiber sein wie bei der Internettherapie – die von ihm erfüllten Aufgaben muss ja nur er selbst verstehen. Aber er sollte schon einigermaßen daran gewöhnt sein, für sich allein zu arbeiten, und dabei nicht auf einen Antreiber angewiesen sein.

Onlinetherapie

Noch leichter zugänglich als die Internettherapie ist die Onlinetherapie, bei der jemand selbstständig einer Therapie folgt, die online angeboten wird und die aus Unterricht mit schriftlichen und mündlichen Informationen, Kurzfilmen, Animationen und Aufgaben besteht. Der Klient erhält Lektionen über Entspannung, weniger Grübeln und konstruktives Denken, die aus dem Programm der kognitiven Verhaltenstherapie abgeleitet sind. Am besten sollte eine Onlinetherapie von einem Arzt begleitet werden.Untersuchungen haben wiederholt gezeigt, dass die Wirksamkeit eines Selbsthilfeprogramms bei regelmäßigem Kontakt mit einem Dritten deutlich zunimmt. Schließlich brauchen die meisten Menschen gelegentlich jemanden, der ihnen hilft, die Disziplin aufrechtzuerhalten, um den gewählten Weg fortzusetzen. Von der Stiftung Deutsche Depressionshilfe gibt es beispielsweise das Onlinetraining »IfightDepression«.

Serious Gaming

In absehbarer Zeit wird der Psychologe mit noch mehr Konkurrenz durch digitale Hilfsprogramme konfrontiert sein. Es gibt immer mehr Selbsthilfe-Apps, die Menschen mit einer Depression helfen können, einem Therapieprogramm zu folgen. In der App kann dann jemand Situationen erfassen, von denen er weiß, dass sie schwierig sind, und sich in bestimmten Situationen erinnern lassen. Registriert das Telefon über eingebaute Sensoren, dass die Person um 9 Uhr noch nicht aufgestanden ist oder um 12 Uhr ihren täglichen Morgenspaziergang noch nicht gemacht hat, kann die App fragen, was los ist, oder sie an ihren geplanten Tagesablauf erinnern.

Aber vielleicht kann man von Serious Gaming noch mehr erwarten, vor allem für junge Menschen, die mit Spielen wie die SIMS aufgewachsen sind. Forscher der University of Auckland (Neuseeland) entwickelten das Computerspiel SPARKX für Jugendliche mit leichten bis mittelschweren Depressionen. Dort lernen sie, mit Alltagssituationen durch virtuelle Rollenspiele umzugehen, und entwickeln so Fähigkeiten, die sie normalerweise im Face-to-Face-Kontakt mit Therapeuten erwerben. Mithilfe des Spiels, das auf Prinzipien der kognitiven Verhaltenstherapie basiert, erlernt jemand in vier bis sechs Wochen Fähigkeiten, um besser mit Stress und negativen Gefühlen umzugehen. Eine Studie derselben Universität, die im renommierten *British Medical Journal* veröffentlicht wurde, zeigte, dass das Spiel ebenso effektiv war wie eine reguläre Behandlung durch einen Psychotherapeuten.

Wenn die Depression nicht vorübergeht

Wenn die leichte bis mittelschwere Depression nach drei Monaten nicht vorüber ist, raten die niederländische und die englische Richtlinie zu einer intensiven Behandlung, bei der zwischen einem Antidepressivum und Psychotherapie gewählt werden kann. Die niederländische Richtlinie formuliert es so: »Die Verfügbarkeit zweier verschieden wirksamer Therapieformen bietet eine Wahlmöglichkeit, bei der sowohl die Schwere der Depression als auch die Neigung des Patienten zu berücksichtigen sind.«

Für die Psychotherapie raten beide Richtlinien zur kognitiven Verhaltenstherapie und zur interpersonellen Therapie. Bestehen außer der Depression auch noch Beziehungsprobleme, kommt bei beiden Richtlinien auch Ehepaartherapie in Betracht, entweder individuell oder – bei dazu motivierten Patienten – auch in der Gruppe. Die englische Richtlinie schlägt vor, Patienten, die die genannten Optionen zurückweisen, außerdem eine psychodynamische Psychotherapie über einen kurzen Zeitraum anzubieten (sechzehn bis zwanzig Sitzungen verteilt über einen Zeitraum von vier bis sechs Monaten).

Die genannten Therapieformen können individuell angeboten werden, sind aber »bei motivierten Patienten auch im Gruppenverband eine ebenso effektive Behandlung«. Die lösungsorientierte Therapie wird nicht erwähnt. Der Grund dafür ist höchstwahrscheinlich, dass zum Zeitpunkt der Veröffentlichung der englischen Richtlinie noch nicht ausreichend über diese Form der Psychotherapie geforscht worden war, um ihre Effektivität nachzuweisen. Was den Standpunkt zu Antidepressiva betrifft, so ist die Richtlinie meiner Meinung nach auch nicht mehr hundertprozentig aktuell.

Anfang 2008 haben englische Forscher die Untersuchungen zur Wirkung von Antidepressiva im *New England Journal of Medicine* zusammengefasst und festgestellt, dass die Wirkung von Antidepressiva aufgrund der Nichtveröffentlichung unliebsamer Studien immer überschätzt worden war (Turner et al. 2008). Wenn jedoch unveröffentlichte Studien aufgenommen wurden, macht ein Antidepressivum nur 2 Prozent der

Reduktion der Depression im Vergleich zu einem Placebo aus. Bevor diese hochkarätige Studie erschien, waren mehrere andere Studien in Fachzeitschriften veröffentlicht worden, die gezeigt hatten, dass Antidepressiva weniger wirksam waren, als uns die Pharmaindustrie glauben machen wollte. Wie auch die Studie der amerikanischen Forscher Kirsch und Sapirstein, die 1998 eine Metaanalyse (eine umfangreiche Studie, in der die Daten aus vielen früheren Studien gemeinsam aufbereitet werden) durchführten, die sie unter dem Titel *Listening to Prozac but hearing Placebo* veröffentlichten. Auf der Hamilton Rating Scale für Depressionen, einem weit verbreiteten Messinstrument für Depressionen, fanden sie heraus, dass Antidepressiva nur eine Verbesserung von 1,8 brachten. Wenn Sie wissen, dass dieses Messinstrument eine Skala hat, die von 0 (Sie vergehen fast vor Lebensfreude) bis 51 (Sie begeben sich zu Bahnschienen, um zu sehen, wo Sie am besten springen können) reicht, dann wissen Sie auch, dass es eine unerhebliche Verbesserung ist.

Als die Richtlinie 2005 herausgegeben wurde, weigerten sich der niederländische Hausärzteverband und die Patientenvereinigung Pandora, sie zu unterschreiben, weil sie der Meinung waren, dass Antidepressiva eine viel größere Rolle bei der Behandlung spielten, als es die Forschung rechtfertigen konnte. Sie wissen wahrscheinlich schon, worauf ich hinauswill. Ist die Depression nach drei Monaten nicht verschwunden, würde ich entgegen der Richtlinie einen anderen Rat geben; die Antidepressiva würde ich hier noch nicht empfehlen. Und zwar aus drei Gründen.

Der erste Grund ist, dass mehr als die Hälfte der Bevölkerung sowieso keine Antidepressiva einnehmen will und die Hälfte derjenigen, die dazu bereit sind, frühzeitig aufhören (25 Prozent innerhalb eines Monats und 50 Prozent innerhalb von sechs Monaten). Von der Gruppe, die weitermacht, nimmt nur ein Drittel die Pillen so ein, wie es sein sollte, während für ein gutes Ergebnis die Therapieeinhaltung – auch laut der Richtlinie – von großer Bedeutung ist. Die kleine Gruppe, die weiterhin dabeibleibt, hat, genau wie diejenigen, die aus diesem Grund weder vorzeitig anfangen noch aufhören wollen, oft mit unangenehmen Nebenwirkungen zu kämpfen.

Der zweite Grund, sich nicht für Antidepressiva zu entscheiden, ist, dass sie nur etwas gegen die biologische Seite und nichts gegen die Umstände unternehmen. Depressionen werden durch eine Kombination aus biologischer Prädisposition und Umständen verursacht. Daher ist die Verschreibung oder Einnahme von Antidepressiva buchstäblich nur halbe Arbeit. Der dritte Grund ist, dass Pillen nur in Verbindung mit unterstützenden Gesprächen mit dem verschreibenden Arzt verordnet werden sollten. Der Leitfaden empfiehlt, dass Medikamente immer mit regelmäßigen unterstützenden Gesprächen kombiniert werden sollten (auch um die Therapietreue bei der Einnahme zu fördern). Nun, wenn Gespräche immer notwendig sind, warum sollten Sie die Zeit vor allem mit den Wirkungen und Nebenwirkungen von Medikamenten verbringen und nicht hundertprozentig mit der Gesprächstherapie? Antidepressiva verlieren an Bedeutung, aber was dann? Wenn es sich nicht um eine schwere Depression handelt (mehr dazu gleich), würde ich eine Kombination aus Bewegung und Psychotherapie wählen. Denn, wie bereits erwähnt, steht die Bewegung den Antidepressiva in Bezug auf ihre kurzfristige Wirkung nicht nach und schneidet langfristig sogar besser ab. Es macht also Sinn, trotz einer Depression mobil zu bleiben. Es ist auch wichtig, dass Bewegung keine Nebenwirkungen hat und nicht nur gut für den Geist, sondern auch für den Körper ist. Gleiches gilt für die Psychotherapie. Diese ist auch nicht weniger effektiv als Antidepressiva und wirkt auch langfristig besser, außerdem ist die Wahrscheinlichkeit eines Rückfalls oder einer neuen Depression in der Psychotherapie viel geringer als bei Medikamenten. Die fast gleichzeitig mit der niederländischen Richtlinie in England erschienene NICE-Richtlinie für Depression (National Institute for Clinical Excellence, 2004) bevorzugt, teils aus diesen zwei Gründen, bei mäßiger Depression Psychotherapie gegenüber Antidepressiva. Und Psychotherapie hat ebenso wie Bewegung keine unangenehmen Nebenwirkungen. (Ehrlicherweise muss erwähnt werden, dass man durchaus psychologischen Schaden erleiden kann, wenn man einen schlechten Therapeuten erwischt.)

Ein drittes Argument für die Psychotherapie ist das wunderbare Forschungsergebnis, dass therapeutische Gespräche dieselben chemischen Veränderungen im Gehirn bewirken wie Antidepressiva. Der Serotoninspiegel steigt oft in der gleichen Geschwindigkeit wie bei der Einnahme von Antidepressiva, so eine Reihe von Hirnscan-Studien über die Wirkung der Psychotherapie (Mieras 2007). Das Gehirn verändert sich also auch durch Sprechen!

Und es gibt noch mehr: »In einer Studie mit Patienten, die gegen Depressionen behandelt wurden, führte die Verhaltenstherapie nicht nur zu einer höheren Aktivität an der Unterseite des präfrontalen Kortex, wie es auch bei Antidepressiva der Fall ist, sondern auch zu einer markanten Steigerung der Aktivität des Gyrus Cinguli und des Hippocampus. Auch die Kontrolle von Gefühlen und des Gedächtnisses hat sich verbessert« (Mieras 2007).

Der Leitfaden ist nicht sehr klar über die Dauer der psychotherapeutischen Behandlung. Er empfiehlt, so lange fortzufahren, bis jemand für die Dauer eines Monats stabil ist (d. h. bei der Hamilton Rating Scale for Depression acht oder weniger

Punkte erhält). Obwohl es in der Fachwelt an Klarheit über die optimale Dauer der psychotherapeutischen Behandlung mangelt, ist dieser Rat nicht praktikabel, da er bedeuten kann, dass es eine unbegrenzte Behandlungsdauer gibt, auch wenn sich der Zustand des Patients nicht ausreichend verbessert (Spijker et al 2006). Es erscheint mir daher besser, bei einem unzureichenden Ergebnis nach sechzehn Sitzungen (die meisten Studien basieren auf dieser Dauer) eine andere Therapie zu wählen. Antidepressive Medikation kann ebenfalls in Betracht gezogen werden. Wenn jemand sowohl mit Psychotherapie als auch mit Antidepressiva zögert, ist Johanniskraut eine vernünftige Alternative, auch nach der Richtlinie. Dieses Naturheilmittel, das in Amerika »nature's Prozac« genannt wird und in Deutschland seit Jahren als vollwertiger Ersatz für Antidepressiva gilt, ist bei leichten und mittelschweren Depressionen genauso wirksam wie andere Antidepressiva.[4]

Wenn die Depression zurückkehrt

Nach der Genesung von einer ersten Depression bekommt die Hälfte der Menschen laut depressie.nl eine weitere Depression. Wenn jemand zweimal eine depressive Episode erlebt hat, liegt die Wahrscheinlichkeit eines Rückfalls bei 70 Prozent. Nach drei Episoden besteht eine 90-prozentige Chance eines depressiven Rückfalls. Eine Depression wird daher oft als wiederkehrende Störung angesehen. Aufgrund des Rückfallrisikos wird während der Therapie immer ein Rückfallpräventions- oder Signalisierungsplan erstellt. Gemeinsam mit dem Therapeuten wird dann eine Liste von Symptomen erstellt, die die ersten Anzeichen einer neuen Depression sein können. Dadurch ist es möglich, schneller zu intervenieren und zu verhindern, dass jemand wieder depressiv wird. Mögliche Frühwarnsignale für das Läuten der Alarmglocken können für jemanden zum Beispiel sein: Vernachlässigen des Haushalts, schnelleres Ärgern über Kleinigkeiten, viel mehr Belästigung durch Geräusche in der Arbeitsumgebung oder im Geschäft empfinden, unausgeschlafen aufwachen und sich vor dem kommenden Tag fürchten, mehr Grübeln und körperliche Beschwerden wie unangenehme Schmerzen im Zwerchfell (das Geflecht aus Nervenbahnen, das auch Solarplexus genannt wird). Eine Liste mit Frühwarnsignalen wird individuell festgelegt und sieht daher für jede Person anders aus.

Bis vor Kurzem wurde angenommen, dass Antidepressiva die beste Methode zur Bekämpfung einer neuen Depression sind. Neuere Untersuchungen haben gezeigt, dass dies veraltet ist (Bockting et al. 2018). Um das Risiko eines Rückfalls zu minimieren, sollten Antidepressiva durch eine Kurzzeittherapie ergänzt werden. Wer Antidepressiva mit einer präventiven kognitiven Therapie von acht Sitzungen kombiniert, hat eine um 41 Prozent geringere Wahrscheinlichkeit, eine neue Depression zu erleben, als jemand, der nur Pillen schluckt. Niederländische Wissenschaftler, die ihre Studien in *Lancet Psychiatry* veröffentlicht haben, untersuchten, was am besten funktioniert: nur Medikamente einnehmen, Medikamente mit präventiver Gesprächstherapie kombinieren oder Medikamenteneinnahme in Kombination mit Therapie reduzieren. Die Wahrscheinlichkeit einer dritten, vierten oder fünften Depression war bei der kombinierten Behandlung am geringsten. Auffällig ist, dass die Reduktion von Antidepressiva in Kombination mit einer Therapie genauso gut wirkt wie die Einnahme von Medikamenten. Mit anderen Worten, um einen Rückfall zu verhindern, ist Ihr Angehöriger nicht auf die fortdauernde Einnahme von Antidepressiva angewiesen.

Schwere Depression

Bei einer schweren Depression empfehlen sowohl die englische als auch die niederländische Richtlinie dem Patienten Antidepressiva oder Psychotherapie oder eine Kombination beider, wobei sie Letzterem den Vorzug geben.
Anders als bei leichter oder mäßig schwerer Depression sind Antidepressiva hier unumstritten – aus zwei Gründen:

Der erste: Bei einer schweren Depression sind Patienten oft so verwirrt, dass Sprechen nicht recht möglich ist. Antidepressiva sind dann notwendig, um der Depression die Spitze zu nehmen und den Patienten für Psychotherapie zugänglich zu machen. Das ist vor allem bei einer seltenen psychotischen Depression der Fall, die mit Halluzinationen und Wahnvorstellungen einhergeht.

Der zweite Grund für die Empfehlung: Bei schwerer Depression wurde – anders als bei leichter oder mittelschwerer – die Wirksamkeit von Antidepressiva nachgewiesen.

In der Praxis werden bei einer schweren Depression oft ausschließlich Antidepressiva gewählt. Sowohl die englische als auch die niederländische Richtlinie »erlauben« dies. Ich würde es jedoch außerordentlich begrüßen, wenn Antidepressiva grundsätzlich von Psychotherapie begleitet würden. Wir wissen zwar noch immer nicht genau, ob Psychotherapie *kurzfristig* die Wirkung der Antidepressiva verstärkt, wir wissen jedoch sehr wohl, dass das Risiko einer neuerlichen Depression *in der Zukunft* damit kleiner wird. Die Erklärung hierfür ist einfach: Medikamente verändern weder die Lebenssituation eines Menschen noch seine Art, zu denken. Um das Risiko einer künftigen Depression zu minimieren, ist es oft notwendig, seine Lebensweise zu verändern, das heißt, die Art und Weise, wie er über sich selbst denkt, Probleme löst, mit anderen umgeht und so weiter.

Auch die Möglichkeit, eine schwere Depression ausschließlich mit Psychotherapie zu behandeln, lassen die Richtlinien zu – mit Recht. Diverse Studien zeigten, dass auch bei einer schweren Depression die Psychotherapie den Antidepressiva oft überlegen ist (u.a. Marc Blom 2007, R. J. DeRubeis et al. 2005, J. Hopkins Tanne 2005). Längst nicht alle Menschen mit einer schweren Depression sind so »weit weg« oder verwirrt, dass ein vernünftiges Gespräch mit ihnen nicht mehr möglich ist. In diesen Fällen ist Psychotherapie eine gute erste Behandlungsoption.

Die dritte Behandlungsoption ist eine Kombination aus Medikation und Psychotherapie. Sie ist, so die Richtlinien, auf jeden Fall angezeigt, wenn Interventionen mit Medikation oder Psychotherapie allein nicht ausreichend halfen. Tabletten werden, wie erwähnt, verordnet, um Menschen mit einer Depression überhaupt erst einmal zugänglich zu machen. Ich denke, dass auch Bewegung hierbei eine wichtige Rolle spielen kann. Natürlich ist es sehr schwierig, bei einer schweren Depression mit einem Bewegungsprogramm zu beginnen, doch mit einem langsamen Aufbau gelingt es meist doch. Jeder Schritt zählt!

Bei einer schweren Depression, um die es hier geht, ist ja häufig die Aufnahme in eine Klinik nötig, und dort können professionelle Helfer den Patienten dabei unterstützen, sich körperlich zu bewegen. Den ganzen Tag im Sessel zu sitzen oder im Bett zu liegen kommt dort nicht infrage – das könnte er ja zu Hause auch tun. Auch befürworten es beide Richtlinien, jeden depressiven Patienten zur Bewegung zu motivieren. So steht etwa in der niederländischen Richtlinie: »Von der ersten Behandlungsphase an sollten sich depressive Patienten – angepasst an Alter und Interesse – körperlich anstrengen, um sich zu motivieren und Regelmäßigkeit zu fördern.«

Chronische Depression

Eine Depression kann länger als zwei Jahre dauern, auch die leichte oder mäßig schwere Form. Dann handelt es sich um eine chronische Depression. Die niederländische und die englische Richtlinie geben für diesen Fall vor, dass der Wunsch des Patienten sowie eventuelle frühere erfolgreiche Behandlungen bei der Wahl einer Behandlung als Richtschnur dienen sollten. In der Praxis wird dies auf eine Kombination von Antidepressiva und Psychotherapie hinauslaufen.

Hier aufzuzeigen, welcher Weg bei der Wahl der Medikamente eingeschlagen werden sollte, würde zu weit führen; ich beschränke mich auf den Hinweis, dass bei nicht befriedigenden Resultaten nach der Gabe mehrerer Antidepressiva meist Lithium und – wenn nötig – danach MAO-Hemmer hinzugefügt werden.

Falls die Medikation nicht hilft, kann oft noch die Elektroschockbehandlung Erleichterung schaffen.

Elektroschocktherapie

Helfen weder Medikation noch Psychotherapie, bleibt als letzte Rettung noch die Elektroschockbehandlung. Bei einem sehr kleinen Prozentsatz von Depressionskranken – etwa fünf Prozent – führen weder Gesprächstherapie noch Medikation zum Erfolg. Nichts scheint bei ihnen zu wirken – wie bei Herrn Gerritsen, einem schwer depressiven älteren Mann:

> Er verließ sein Haus nicht mehr. Er wollte nicht, dass seine Nachbarn ihn sähen; er schämte sich zu sehr wegen seiner Sünden. Und so landete er im Sessel, saß dort tagsüber und tat nichts. Schwieg.

> Greet [seine Frau, H. B.] musste ihm zu essen und zu trinken geben, sonst hätte er nichts gegessen. Fast musste sie ihn zum Essen zwingen. Er brauche nichts zu essen: »Ich bin schon tot«, hatte er ihr erklärt. »Zuerst dachte ich, er mache einen bösen Scherz, obwohl das kaum vorstellbar war, denn gelacht hatte er schon lange nicht mehr. Aber er war todernst. ›Iss doch, um mir eine Freude zu machen‹, habe ich dann gefleht, und das hatte dann den gewünschten Effekt.« Aber sonst tat er nichts.
> (René Kahn 2008)

Für Menschen wie diesen depressiven Herrn gibt es die Möglichkeit der Electro-Convulsio-Therapie, auch Elektroschocktherapie genannt. Diese Therapie war lange Zeit sehr umstritten. Der Film »Einer flog über das Kuckucksnest«, in dem die Behandlung angeprangert wird (u.a. durch Jack Nicholsons meisterhafte Darstellung), brachte ECT sogar bei einem breiten Publikum in Misskredit. Doch seit einiger Zeit erlebt ECT ein Comeback. Die Auffassung, die Methode könne einen wichtigen Beitrag zur Behandlung chronischer Depressionen leisten, gewinnt an Boden, umso mehr, da sie im Vergleich zu Medikamenten kaum Nebenwirkungen hat und das Problem der unvorschriftsmäßigen Einnahme von Medikamenten wegfällt. Die einzigen nachteiligen Effekte, die dabei auftreten können, sind zeitweilige Verwirrtheit und Gedächtnisverlust.

Bei ECT wird der Patient im wörtlichen wie übertragenen Sinn einem Schock ausgesetzt. Unter Narkose bekommt er über zwei auf dem Kopf platzierte Elektroden einige Sekunden lang elektrische Stromstöße. Damit wird eine Art epileptischer Anfall erzeugt, der etwa eine Minute andauert. Die Therapie besteht durchschnittlich aus insgesamt zwölf Behandlungen, die über etwa sechs Wochen verteilt werden. Vor der Behandlung ist nicht nur die ausdrückliche Zustimmung des Patienten notwendig, sondern auch die eines Psychiaters, der nicht selbst in die Behandlung involviert ist.

Aus Studien geht hervor, dass sich bei vielen Patienten nach einer ECT-Behandlung die Stimmung verbessert. Bei Depressionen, die mit Verwirrtheit einhergehen, kann das Ergebnis, kurzfristig betrachtet, in etwa 60 bis 80 Prozent als sehr gut bezeichnet werden. Über einen längeren Zeitraum gesehen, ist jedoch die Elektroschocktherapie weniger effektiv. In dreißig bis vierzig Prozent der Fälle fällt der Patient in seinen alten Zustand zurück. Dennoch darf die Effektivität dieser Methode als verblüffend hoch bezeichnet werden. Vielen Patienten, die früher aufgegeben worden wären, geht es durch die Behandlung besser – wie auch jenem Herrn Gerritsen, mit dem wir zu Beginn dieses Abschnitts Bekanntschaft gemacht haben:

> Die Depression verschwindet, wie sie gekommen ist, schleichend, aber in umgekehrter Abfolge. Sehr langsam, in kleinen Schritten, schreitet die Verbesserung voran, zwei Schritte vor am Tag der ECT und einen zurück am Folgetag. Das Jammern und Schaukeln erleben wir nicht mehr, und nach der dritten ECT-Behandlung schüttelt Gerritsen mir nicht nur die Hand, sondern antwortet auch auf meine Frage, wie es ihm gehe. »Ich spüre noch wenig«, sagt er, »ein Sonnenaufgang – das muss sehr schön sein, aber ich sehe ihn nicht, ich sehe ihn nicht. Ich sehe nichts.« Gesund ist er noch lange nicht.
>
> Die Pfleger bestätigen den Fortschritt, wie gering er auch sein mag. Herr Gerritsen beginnt, von sich aus zu essen. Er bittet nicht darum, aber wenn ihm etwas vorgesetzt wird, isst er davon. »Ich muss wohl essen, auch wenn es mir nicht schmeckt«, lässt er auf die entsprechende Frage hin wissen. Auch die nächtliche Unruhe ist verschwunden. Er irrt nicht mehr schon morgens um fünf Uhr durch die Abteilung. In der dritten Woche geht die Genesung et-

was schneller voran. Die kurzen Rückfälle in den Tagen zwischen den Elektroschocks kommen kaum noch vor. Und dann, von einem Tag auf den anderen – denn so geht es – merke ich, dass er fast gesund ist.
(René Kahn 2008)

Ketamin

Eine modernere Alternative ist Ketamin. Ursprünglich wurde es 1962 entdeckt und ab 1965 zur Betäubung von Menschen oder Tieren eingesetzt. Seit zwanzig Jahren ist es ein vielversprechendes Instrument für Menschen mit akuter Depression. Viele Therapeuten sind noch etwas zurückhaltend bei der Verabreichung, da es nur wenige Wirkungsstudien gibt. Der Grund dafür ist, dass Pharmaunternehmen – die den Großteil der Arzneimittelforschung betreiben – in den letzten Jahren kein Geld investiert haben, weil der Stoff nicht mehr patentierbar ist. Die Firma Janssen Pharmaceutica prüft jedoch derzeit, ob das Medikament in Form eines Nasensprays vermarktet werden kann, und testet es daher unter 1000 behandelten, depressiven und suizidalen Patienten weltweit. Wenn die Studie den Erwartungen entspricht, hofft der Pharmakonzern, das Spray im Jahr 2020 auf den Markt zu bringen. Die Richtlinie hat Ketamin noch nicht in die Behandlung von Depressionen einbezogen, möglicherweise wird dies bis dahin der Fall sein.

Der niederländische Arzt Jurriaan Strous vom Amsterdam Universitair Medische Centra, der an einer Doktorarbeit über das Medikament arbeitet, ist optimistisch: »Basierend auf einer Metaanalyse mehrerer Studien, sehen wir im Durchschnitt, dass sich die depressiven Symptome bei zwei Dritteln der Versuchspersonen halbieren. Im Falle eines Drittels dauert dies nach einer einzigen Verabreichung eine Woche lang. Das ist wirklich etwas Besonderes« (Vermeulen 2017).

TMS

Bei der Transkraniellen Magnetischen Stimulation (TMS) wird dem vorderen Teil des Gehirns, dem präfrontalen Kortex, für die Dauer von 20 Minuten elektrischer Strom mit geringer Spannung zugeführt. Diese Elektrostimulation sollte sechs Wochen lang täglich wiederholt werden. Laut Untersuchungen funktioniert die Behandlung bei fast jedem dritten depressiven Patienten, bei dem Pillen und Gesprächstherapie versagt haben. Wie bei den anderen Behandlungsformen ist nicht bekannt, was der Wirkmechanismus ist. TMS hat zwei große Vorteile: Es hat wenig oder keine Nebenwirkungen und bereits nach zwei Wochen kann festgestellt werden, ob es etwas bewirkt hat. In England ist TMS im Versicherungsschutz enthalten und in den USA hat die amerikanische Arzneimittelbehörde die Behandlungsmethode bereits 2008 zugelassen; sie ist dort bereits sehr verbreitet. In den Niederlanden ist sie seit Sommer 2014 für Menschen mit einer schweren Depression eine Kassenleistung. Die Tatsache, dass TMS, wie alle anderen Behandlungsformen, nicht für alle funktioniert, hat den gleichen Grund wie die anderen hier diskutierten Behandlungsformen, die immer eine begrenzte Reichweite haben: Wie Krebs und Demenz ist auch Depression ein Sammelbegriff. Die Behandlung der Depression wird daher immer eine Suche mit der zentralen Frage bleiben: Was hilft bei diesem Patienten?

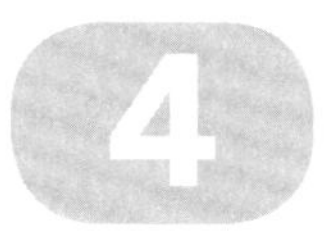

HELFEN, EINE ADÄQUATE PROFESSIONELLE HILFE ZU FINDEN

Menschen, die sowohl Krebs als auch eine Depression durchgemacht haben, berichten, die Depression sei schlimmer gewesen (Bakker 2008). Es gibt auch kaum ein oder gar kein anderes Leiden, das mit einem so großen Verlust an Lebensqualität einhergeht. Selbst Querschnittsgelähmten geht es noch etwas besser.

Man dürfte erwarten, dass ein Depressionskranker professionelle Hilfe bekommt, die ihn so schnell wie möglich von seinem Leiden erlöst, ebenso, wie man bei einer schlimmen Brandwunde, einem Beinbruch oder einer anderen schmerzhaften Verletzung eine solche Hilfe erhält. Doch die Realität sieht anders aus. Die meisten Menschen, die an der Krankheit leiden, stehen ohne adäquate Hilfe da. In diesem Kapitel werde ich versuchen, zu erklären, woran das liegt – mit dem Ziel, Ihnen darzulegen, welchen Part Sie bei der Suche nach der bestmöglichen Hilfe für Ihren Angehörigen übernehmen können.

Sehr kurz nenne ich schon einmal die drei möglichen Situationen, in denen Ihre »Einmischung« erwünscht und nützlich sein kann: Die erste: Ihr Angehöriger durchschaut nicht recht, dass er eine Depression hat, und sucht daher auch keine Hilfe. Die zweite: Ihr Angehöriger ist sich der Krankheit zwar bewusst, sucht aber – aus welchen Gründen auch immer – keine Behandlung. Die dritte: Er sucht Hilfe, scheint aber nicht die richtige Person dafür zu finden. Eine Variante dieser letzten Möglichkeit ist, dass er Hilfe gesucht hat, aber so enttäuscht davon ist oder nicht weiterkommt und jetzt so demoralisiert ist, dass er keine weiteren Schritte mehr unternimmt.

Will Ihr depressiver Angehöriger die richtige, adäquate Hilfe bekommen, muss er oft einen schwierigen Weg zurücklegen – schwierig, weil er etliche Hürden nehmen muss, im schlimmsten Fall fünf. Über jede kann er straucheln, umso mehr, da die meisten Barrieren nicht recht sichtbar sind. Bei jeder Hürde werde ich daher aufzeigen, was Sie tun können, um zu verhindern, dass Ihr depressiver Angehöriger strauchelt, bzw. was Sie tun können, um Ihrem gestrauchelten Angehörigen wieder aufzuhelfen.

Die erste Hürde: Krankheitsbewusstsein

Wenn Sie sich ein Bein brechen, spüren Sie das sofort. Sie werden auch nicht zögern, zum Arzt zu gehen. Merkwürdig ist, dass ein Mensch, der an Depression leidet, in vier von zehn Fällen nicht erkennt, dass mit ihm psychisch etwas nicht in Ordnung ist – und das, obwohl er sehr unter seiner Erkrankung leidet (Vermeulen 2008). Möglicherweise meint er, seine Beschwerden gehörten zu seiner Person. Manche Menschen leiden an einer leichteren Form der Depression, von Fachleuten »Dysthymie« genannt.

So geht es auch diesem fast 30-jährigen Mann:

> Am Grund seiner Seele war immer Düsterkeit, ein grollender Unfriede mit dem Leben gewesen, aber er dachte jetzt nur noch selten so tief darüber nach wie zu der Zeit, als er noch jung war. Meistens schleppte er sich durch den dumpfen Trott der Tage, verrichtete regelmäßig, aber gleichgültig seine geistlose Arbeit im Gemeindehaus und erlebte Zeiten, in denen er kaum spürte, dass er lebte.
> (Frans Coenen 1899)

Diese Form der Depression, wie sie oben ein Endzwanziger erleidet, ist oft chronisch. Laien und Außenstehende sagen dann, derjenige »nehme alles schwer«.

Noch aus einem zweiten Grund kann sich ein Mensch Sand in die Augen streuen: Eine Depression kann sich auch hinter allerlei körperlichen Beschwerden verbergen: Kopfschmerzen, Rückenschmerzen oder Übermüdung. Wenn der Betroffene seine gedrückte Stimmung und andere Leiden darauf zurückführt, nimmt er vielleicht ein Schmerzmittel ein, ruht sich öfter aus als sonst oder hofft, seine Beschwerden möchten von allein wieder vorübergehen.

Außer in körperlichen Beschwerden kann sich eine Depression aber auch in Gereiztheit, Irritationen und Missmut äußern. Wegen der häufigen Zusammenstöße, die daraus erfolgen, könnten Sie beide – Ihr Angehöriger und Sie selbst – befürchten, Ihre Beziehung sei schwer gestört, und nicht durchschauen, dass hier eine Depression vorliegt. Die Fragen im folgenden Kasten können Ihnen helfen, nicht in diese Falle zu geraten.

Fragen, die Ihnen helfen können, die Diagnose »Depression« zu stellen

- Fühlen Sie sich in letzter Zeit von Ihrem Angehörigen abgelehnt, zurückgewiesen, weniger geliebt?
- Haben Sie in letzter Zeit weniger Lust, weniger Interesse, mit Ihrem Angehörigen zusammen zu sein?
- Sind Sie in letzter Zeit mehr und mehr enttäuscht, frustriert, weil Ihre Angebote, Ihren Angehörigen zu unterstützen, ihm zu helfen, zurückgewiesen werden?
- Verbringen Sie weit mehr Zeit mit Ihrem Angehörigen als früher, sodass Ihnen für andere Familienangehörige, Freunde und eigene Aktivitäten wenig Zeit bleibt?
- Fühlen Sie sich selbst »ausgepowert«, niedergeschlagen, leer?
- Gibt es häufiger Streit zwischen Ihnen?
- Fühlen Sie sich angespannt, ängstlich – mehr als früher?
- Fühlen Sie sich alleingelassen, einsam?
- Trinken Sie mehr Alkohol als früher oder nehmen Sie beruhigende Medikamente?
- Bleibt Ihre Arbeit, Ihre Freizeit auf der Strecke?

Wenn Sie auf viele dieser Fragen mit einem Ja antworten müssen, ist die Wahrscheinlichkeit groß, dass Ihre Vermutung richtig ist und Ihr Angehöriger an einer Depression erkrankt ist (Niklewski & Riecke-Niklewski 2008).

Manch ein Betroffener meint auch – dies ist ein dritter häufiger Grund, aus dem jemand seine eigene Depression nicht erkennt – sein Zustand sei von einem schmerzlichen oder stressigen Ereignis in der Vergangenheit verursacht worden. »Mein Vater ist vor einem Dreivierteljahr verstorben – das hat mich stärker getroffen, als ich damals gespürt habe.« Kennzeichnend für eine Depression ist jedoch, dass die Trauerreaktion nicht im Verhältnis zum Anlass steht: Der Betroffene reagiert weitaus heftiger und/oder länger als bei einem derartigen Ereignis üblich.

Ein Gedanke wie der obige kommt meistens bei einer erstmals auftretenden Depression auf. Anders als bei einer zweiten oder späteren Depression, die den Betroffenen gleichsam überfällt, entsteht jene oft nach einem einschneidenden Ereignis wie dem Verlust eines geliebten Menschen oder des Arbeitsplatzes.

Wenn Sie vermuten, Ihr Angehöriger habe eine Depression – und wahrscheinlich ist dies ja der Fall, sonst würden Sie dieses Buch nicht lesen –, sollten Sie ihm gegenüber am besten Ihre Sorge aussprechen und erklären, woher sie rührt. Eröffnen Sie das Gespräch in einer positiven Weise. Sagen Sie, wie sehr Sie ihn lieben, und nennen Sie dabei auch einige Eigenschaften, die Sie an ihm schätzen. Ergänzen Sie dann, dass Sie jene Person, die Sie noch bis vor Kurzem erlebt haben und so gern mochten, jetzt vermissen. »Ich mache mir Sorgen um dich. Du bist in der letzten Zeit verändert. So kenne ich dich gar nicht. Erlebst du das auch so?« Erläutern Sie dann, was Sie wahrgenommen haben – etwa dass Sie finden, Ihr Angehöriger sei jetzt oft geistesabwesend, er lache nur noch selten, klage oft über Müdigkeit, besuche Freunde seltener, reagiere viel schneller ärgerlich, habe keine Lust mehr auf Sex und so weiter. Versuchen Sie den Eindruck zu vermeiden, Sie gäben Ihrem Angehörigen Schuld (ein depressiver Mensch ist äußerst empfindlich für jeden Angriff auf sein Selbstwertgefühl), sondern sprechen Sie eher über gute Absichten und Gefühle von Ohnmacht – also über »wollen, aber nicht können«.

Sie können Ihren Angehörigen auch bitten, das erste Kapitel dieses Buches zu lesen. Vielleicht erkennt er sich darin wieder. Oder schlagen Sie ihm vor, einen Selbsthilfetest über Depression auszufüllen. Im Internet sind diverse solcher Tests zu finden, z. B. www.robert-enke-stiftung.de/depression-hilfe/selbsttest; www.palverlag.de/depression-test.php und www.deutsche-depressionshilfe.de. Zwar können eigentlich nur professionelle Helfer Selbsthilfetests richtig auswerten, aber immerhin bietet ein solcher Test Anhaltspunkte, anhand deren Ihr Angehöriger beurteilen kann, ob Sie sich zu Recht Sorgen machen oder nur »Gespenster sehen«.

Wenn Sie befürchten, das Wort »Depression« könnte Ihren Angehörigen abschrecken, sollten Sie es besser vermeiden (in dem Fall erwähnen Sie auch nicht die Depressionstests). Nennen Sie es dann lieber Stress oder Burn-out-Syndrom. Vor allem für Männer klingen diese Begriffe oft besser – empfindlich, wie sie auf alles reagieren, was in ihren Ohren nach Schwäche klingt.

Es geht hier nicht darum, Ihren Angehörigen von etwas zu überzeugen, was Sie selbst schon wissen oder zu wissen meinen; Ihr Ziel ist es, ihn zu der Einsicht zu bringen, dass mit ihm etwas nicht in Ordnung ist. Um dies zu erreichen, sind nicht nur die Worte wichtig, die Sie benutzen, sondern auch der Augenblick, in dem Sie das Thema ansprechen. Wenn Ihr Angehöriger gestresst oder wütend ist, ist ein Gespräch zum Scheitern verurteilt. Wählen Sie also einen ruhigen Augenblick – aber nicht direkt vor dem Schlafengehen, da schwierige Gesprächsthemen dann tabu sind. Männer finden es oft nicht angenehm, Gespräche über Gefühle zu führen, wenn sie gerade von der Arbeit nach Hause kommen, und ebenso wenig, wenn andere – zum Beispiel Kinder – mithören können. In der Praxis wird dies oft darauf hinauslaufen, dass abends zwischen acht und zehn Uhr oder an einem freien Tag am Wochenende ein geeigneter Moment ist.

Rechnen Sie nicht damit, dass ein Gespräch sofort den beabsichtigten Effekt hat. Auch wenn Sie alles richtig gemacht haben, muss Ihr Angehöriger sich an den Gedanken gewöhnen, mit ihm könnte etwas nicht in Ordnung sein. Das kostet Zeit. Wenn Sie nicht sofort Erfolg haben, versuchen Sie es später noch einmal. Dann hatte Ihr Angehöriger auch genügend Zeit, Ihre Botschaft »ankommen« zu lassen.

Die zweite Hürde: Hilfe suchen

Voraussetzung dafür, bei einer Depression Hilfe zu suchen, ist, dass der Betroffene seine Krankheit erkennt. Doch das reicht noch nicht. Etwas Weiteres ist notwendig. Nach einer Studie, die im Jahr 2010 unter 5.000 Niederländern durchgeführt wurde, sind von denen, die ihre depressiven Beschwerden erkannt haben, nur 42 Prozent in Behandlung – und 58 Prozent nicht!

Dass die Mehrheit ohne professionelle Hilfe dasteht, hat wiederum mehrere Gründe.

Manch ein Betroffener meint zum Beispiel, ihm könne ohnehin nicht geholfen werden. Namentlich Ältere und Jüngere sind geneigt, so zu denken. Sie sehen die Ursache öfter außerhalb ihrer selbst: Die Depression werde durch die Arbeit, durch Stress oder einschneidende Ereignisse verursacht (Prins et al. 2008).

Ein anderer möglicher Grund: Der Erkrankte glaubt, ein hoffnungsloser Fall zu sein. Ein solcher Gedanke liegt im Wesen der Depression begründet. Hilfe zu suchen setzt voraus, dass man sich selbst der Mühe für wert hält. Eine Depression unterminiert jedoch gerade das Selbstwertgefühl.

Eine weitere Voraussetzung für die Suche nach Hilfe – die sich den beiden gerade beschriebenen anschließt – ist, professionellen Helfern zu vertrauen. Hat man kein oder nur geringes Vertrauen (zum Beispiel aufgrund negativer Berichte von Menschen aus dem eigenen Umfeld oder wegen früherer enttäuschender Erfahrungen mit Helfern), muss manchmal sehr viel geschehen, ehe man Hilfe sucht – so zum Beispiel starker Druck vonseiten anderer. (»Ich will, dass du Hilfe suchst. Ich halte es so nicht mehr aus. Und wenn du es für dich nicht für nötig hältst, tu es für mich.«) Oder die Depression muss erst noch schlimmer für ihn selbst werden. Letzteres, der sogenannte Leidensdruck, ist ohnehin einer der wichtigsten, wenn nicht der wichtigste Antrieb überhaupt, Hilfe zu suchen. Jeder Depressive leidet, aber da jede Depression anders ist, gibt es auch große Unterschiede darin, wie Leidensdruck erlebt wird. Überdies geht jeder Mensch anders mit Leiden um: Der eine sucht mit einer leichten Erkältung schon den Hausarzt auf, der andere arbeitet selbst mit einer Grippe noch weiter. Nicht anders ist es bei psychischen Beschwerden.

Eine andere Schwelle, die überwunden werden muss, sind Angst und Scham, einem Unbekannten gegenüber die eigene Seele (die persönlichsten Gefühle, Ängste und Geheimnisse) bloßlegen zu müssen. Will man Hilfe haben, muss man sich rückhaltlos offenbaren – ein wirklich sehr großer Schritt. Außenstehende können das oft nicht nachvollziehen, wie das folgende Beispiel zeigt:

Während eines von mir betreuten Gruppentrainings sagte eine Teilnehmerin mit Tränen in den Augen, sie habe ihre Trainingsaufgaben nicht ausgeführt, weil sie zu erschöpft gewesen sei. Schluchzend und stockend fügte sie hinzu: »Vor einigen Wochen habe ich feststellen müssen, dass ich ein Burn-out-Syndrom habe. Zuerst dachte ich, meine Beschwerden hätten mit den Wechseljahren zu tun und damit, dass mein jüngstes Kind aus dem Haus gegangen war, aber dann erkannte ich zum ersten Mal, dass es nicht so war. Außer meinem Mann habe ich es noch niemandem erzählt.« Bei der Arbeit, so fuhr sie fort, schaffe sie fast nichts mehr, aber bisher habe ihrer Meinung nach noch niemand mitbekommen, was mit ihr los sei.

Als ich sie fragte, ob sie schon darüber nachgedacht habe, wie es für sie weitergehen solle, verneinte sie: Sie wisse es nicht genau, und – nach kurzer Pause: »Ich denke, ich werde es morgen einer Kollegin erzählen, mit der ich mich sehr gut verstehe.« Die anderen Teilnehmer (von denen sie niemanden kannte, denn an der Veranstaltung nahmen Menschen aus den ganzen Niederlanden teil) bedauerten sie sehr und reagierten heftig: »So kommst du doch nicht weiter, du musst so schnell wie möglich professionelle Hilfe suchen. Und als Erstes musst du deinen Chef informieren.« Damit war ich nicht einverstanden. Ich lobte sie vielmehr für ihren Mut. »Wenn du mit deiner Kollegin über deinen Burn-out sprichst, machst du den schwierigsten Schritt. Tatsächlich hast du schon jetzt einen sehr großen Schritt getan, indem du hier den anderen Kursteilnehmern davon berichtet hast. Obwohl dir alle Kursteilnehmer vor dem Training unbekannt waren, muss es doch alles andere als leicht gewesen sein. Wenn du nun deine Kollegin informiert und so das erste Hindernis genommen hast, kannst du erst einmal durchatmen und überlegen, was du danach tun willst.«

Dieses Beispiel macht ebenso deutlich: Vor der Suche nach professioneller Hilfe muss man seine Rolle als *psychisch* Kranker akzeptieren (»Menschen in meiner näheren Umgebung werden denken, ich sei ein Schwächling, eine labile Kreatur«). Zur nächsten Umgebung gehören auch der Vorgesetzte und die Arbeitskollegen (»Vielleicht schauen sie dann auf mich herab und ich verspiele meine Karrierechancen«).

Auch der ehemalige Fußballnationalspieler Sebastian Deisler bekennt, es wäre besser gewesen, seine Depression früher einzugestehen:

> Ich hätte viel früher rausgehen müssen mit meinen Sorgen und Gefühlen. Ich nahm die Fußballwelt nur noch als aufgeblasen wahr, als oberflächlich und egomanisch. In Teilen ist sie es ja auch, aber nicht in Gänze. Mir tat sie nicht mehr gut, weil es mir auch nicht mehr gut ging. Ich traute mich nicht, bestimmte Sorgen und Ängste, die ich hatte, mitzuteilen, sondern habe versucht, meine Geschichte zu schützen, weil ich ahnte, was alles auf mich zukommen würde. Ich bin von meinem Zuhause geflüchtet.
> (Sebastian Deisler 2009)

Obwohl sich vierzig Prozent der Bevölkerung im Laufe des Lebens auch einmal wegen psychischer Beschwerden in ärztliche oder psychologische Behandlung begeben müssen, ist ein solches Leiden noch immer stark tabuisiert. Wir wissen nicht, wie wir damit umgehen sollen. Hat sich jemand zum Beispiel einer schweren Operation oder einem anderen schweren körperlichen Eingriff unterziehen müssen, wird er bei seiner Heimkehr mit Girlanden willkommen geheißen. Nach einer klinischen Behandlung schwerer psychischer Leiden bleiben die Girlanden im Schrank.

Kurzum, ein Mensch, der wegen psychischer Probleme Hilfe sucht, hat das Gefühl, sehr viel erklären zu müssen. Unnötig zu sagen, dass die Rolle des psychisch Kranken sehr schwer zu akzeptieren ist.

Wenn Sie ein Kind großgezogen haben, werden Sie sich noch an jene Periode erinnern, in der das Kind lernte, einen Löffel zum Mund zu führen. Versuchten Sie dann, das Kind zu füttern, weil es sonst kleckerte, wendete es das Gesicht ab und presste die Lippen zusammen. »Ich will es selber machen«, versuchte das Kind Ihnen auf diese Weise klarzumachen. Und dieses Verhalten zeigte sich immer wieder. Jedes Mal, wenn es wieder etwas Neues gelernt hatte, wollte es dieses unbedingt allein tun. Und wehe, wenn man ihm helfen wollte!

Dieses Verhalten legen wir nicht mit unserer Kindheit ab, im Gegenteil, wir Erwachsenen sind diesbezüglich sogar noch extremer: Am liebsten tun wir alles selbst. Solange wir meinen, etwas allein zu schaffen, wollen wir das auch allein tun. Wir haben unseren Stolz. Um Hilfe zu bitten fällt uns schwer. Für Männer gilt das ganz besonders. Wenn sie sich in einer fremden Stadt nicht auskennen, werden viele Männer eher eine halbe Stunde umherirren, als einen Passanten nach dem Weg zu fragen.

Ein letztes, etwas sonderbares Hindernis, Hilfe zu suchen, ist Zeitmangel. Vor allem jüngere und gut ausgebildete Menschen nennen Zeitmangel als Grund dafür, dass sie keine Hilfe suchen (Prins et al. 2008). Hat ihr Auto einen Defekt, finden sie immer die Zeit, in die Werkstatt zu fahren – fehlt ihnen jedoch selbst etwas, suchen sie vergebens nach einer Lücke in ihrem Terminkalender für den notwendigen Arztbesuch.

Insgesamt gibt es sieben mögliche Gründe, warum ein depressiv Erkrankter keine Hilfe sucht (siehe die Übersicht im Kasten auf der folgenden Seite). Bei den meisten spielt nicht nur ein Grund eine Rolle, sondern gleich mehrere. Im Kopf Ihres depressiven Angehörigen spielt sich wahrscheinlich erst einmal ein heftiger Streit zwischen Gefühl und Verstand ab, ehe er beschließt, seinen Hausarzt aufzusuchen.

Hindernisse bei der Suche nach Hilfe

- Meinung, die Probleme seien nicht lösbar
- Angst, seine Seele vor einem Unbekannten bloßzulegen
- Furcht, das Sprechen werde nicht helfen
- Zweifel an der Fachkundigkeit von Therapeuten
- Schwierigkeit, um Hilfe zu bitten (Probleme lieber allein lösen wollen)
- Scham und Angst vor Stigmatisierung
- Zeitmangel

Wenn Ihr Angehöriger weiß oder vermutet, dass er an einer Depression leidet, und dennoch keine Hilfe sucht, haben Sie das Recht – oder sollte ich sagen: die Pflicht? –, ihn dazu zu drängen, so, wie Sie dieses Recht auch haben, wenn Sie sich sehr um seine körperliche Gesundheit sorgen, etwa, wenn Sie eine Blinddarmentzündung vermuten oder Ihr Angehöriger Blut spuckt oder Fieber hat. Sie haben das Recht, weil eine Depression keine individuelle Angelegenheit ist: Die Stimmung Ihres depressiven Angehörigen wirkt sich auch auf Ihre Stimmung aus, und dadurch leiden auch Sie unter seiner Depression. Sie leiden auch, weil es schmerzlich ist, jemanden leiden zu sehen, den man liebt. Wie Sie Ihrem Angehörigen am ehesten über die Hürde helfen können, wissen Sie wahrscheinlich selbst am besten. Sie kennen ihn länger, nicht erst seit gestern, und werden schon öfter erlebt haben, dass Ihr Angehöriger nicht aktiv wird, nur weil Sie das wünschen. Bei dem einem hilft es, wenn man sehr direkt ist (»Ich will, dass du zum Arzt gehst«); bei einem anderen sollte man lieber jegliches Drängen vermeiden und den Wunsch so taktisch wie möglich einkleiden (damit der andere der Überzeugung bleibt, er handele in völliger Freiheit); bei einem Dritten sind mehrere lange Gespräche nötig; ein Vierter lässt sich erst umstimmen, wenn er die gleiche Botschaft von mehreren Personen hört oder von einem Menschen, den er sehr schätzt (falls dies bei Ihrem Angehörigen der Fall ist, tun Sie gut daran, andere in Ihre Hilfsbemühungen einzuschalten); ein Fünfter lässt sich überreden, indem man ihm eine Belohnung in Aussicht stellt; bei einem Sechsten hilft es, ihm Angst zu machen (»Ich mache mir ernsthafte Sorgen. Wer weiß, was mit dir los ist?«) und so weiter.

Wenn Ihr depressiver Angehöriger ein Erwachsener ist, sollten Sie nicht zu viele Skrupel oder Gewissensbisse haben, weil Sie finden, derjenige müsse doch »alt genug« sein, sich selbst Hilfe zu suchen. Denken Sie nur an Fälle, in denen Sie selbst an einer harmlosen Grippe erkrankten. Fühlten Sie sich dabei nicht wieder wie ein Kind? Bedenken Sie, dass fast jede körperliche oder psychische Krankheit das Kind in uns wieder zum Leben erweckt. So gesteht es auch der depressive Professor im folgenden Zitat ein:

> Alle Kraft war dahin. Die Machtlosigkeit ließ mich in die Abhängigkeit eines Kleinkindes zurückfallen. Ich regredierte auf das Niveau eines dreijährigen Kindes. […] Eine depressive Krise lässt einen an Filme wie *Peggy Sue hat geheiratet* denken, in dem Erwachsene plötzlich wieder in ihre Kindheit zurückversetzt werden. Depression ist eine Zeitmaschine, die dich in der Zeit zurückschießt.
> (Maarten van Buuren 2008)

Bedenken Sie auch, dass Ihre Bemühungen nichts mit Manipulation zu tun haben: Sie tun es ja in erster Linie nicht für sich selbst, sondern für den anderen. Fragen Sie Ihren Angehörigen in freundlichem Ton, warum er keine Hilfe sucht. Hält er sich selbst für einen hoffnungslosen Fall? Hat er Angst, er werde durch die Suche nach Hilfe einen Stempel aufgedrückt bekommen und seine Karriere aufs Spiel setzen? Hat er keine Zeit?

Kein Vertrauen in die Hilfeleistung? Denkt er nur an die Kosten oder glaubt er, seine Beschwerden würden eines Tages von allein verschwinden? Wenn Sie den Grund kennen, werden Sie oft leichter eine Möglichkeit finden, um ihn in die gewünschte Richtung zu bewegen. Es kann auch sein, dass Ihr Angehöriger nicht den Nutzen oder die Notwendigkeit sieht, Hilfe zu suchen (»Lass nur, ich komme schon zurecht«). Bitten Sie ihn dann, es dennoch zu tun, weil Sie es möchten (»Tu es für mich, du würdest mir eine große Freude machen«).

Wenn Sie spüren, dass Ihr Angehöriger aus Scham nicht um Hilfe bitten will und es als einen Ausdruck von Schwäche ansieht, erklären Sie ihm doch, Sie selbst sähen es gerade als Zeichen der Stärke, denn damit fasse ein Mensch ja gerade den Entschluss, sein Leben wieder in die eigenen Hände zu nehmen. Sollte Ihr Angehöriger meinen, er sei es nicht wert, könnten Sie antworten, gerade dies sei ein Beweis für die Notwendigkeit von Hilfe. Niemand ist wertlos; sich wertlos zu fühlen ist ein Zeichen der Depression. Und wenn Ihr Angehöriger erklärt, Hilfe sei in seinem Fall vergeudete Liebesmühe und er sehe die Zukunft so düster vor sich, dass er nicht an Besserung glaube, können Sie dem entgegensetzen, dass Depression sehr wohl erfolgreich zu behandeln sei.

Was aber, wenn Ermutigung nicht den gewünschten Effekt hat? Die Antwort ist wahrscheinlich sehr enttäuschend. Wenn Ihr Angehöriger keine Hilfe haben will und es sich nicht um ein minderjähriges Kind handelt, können Sie ihn nicht dazu zwingen. Eine Ausnahme ist gegeben, wenn er eine akute Gefahr für andere oder sich selbst darstellt, zum Beispiel, wenn er mit Selbstmord droht.

Viele Menschen fühlen sich wegen dieser »Regel« äußerst machtlos und wütend: »Ich kann es nicht mit ansehen, dass er so in den Abgrund fällt und ich nur tatenlos zusehen kann.«

Die dritte Hürde: Die richtige Diagnosestellung durch den Hausarzt

Geht Ihr Angehöriger – aus eigenem Antrieb oder nicht – schließlich den Weg, professionelle Hilfe in Anspruch zu nehmen, und sucht seinen Hausarzt auf, so wird er in dessen Sprechzimmer sofort mit der nächsten Hürde konfrontiert sein. Um nämlich eine zielgerichtete Depressionsbehandlung zu bekommen, muss der Hausarzt die Diagnose »Depression« stellen. Leider misslingt dies oft. Selbst Hausärzte, die eine Schulung über die Diagnostik einer Depression besucht haben, stellen in der Hälfte aller Fälle nicht die richtige Diagnose. Bei älteren Patienten geschieht dies sogar in zwei von drei Fällen (Licht 2008). Das hat verschiedene Gründe.

In der Ausbildung zum Allgemeinarzt liegt der Akzent auf der Diagnostik und Behandlung von körperlichen Krankheiten; für die Diagnostik und Behandlung psychischer Probleme ist er nicht ausgebildet worden – und das ist ihm nicht zum Vorwurf zu machen. Ein zweiter Grund: Depression hat, anders als die meisten anderen körperlichen und psychischen Leiden, viele Gesichter und verbirgt sich unter verschiedensten Maskierungen. Selbst ein fachkundiger Psychologe oder Psychiater wird sich daher schon einmal in der Diagnose irren. Der Hausarzt hat für den Patienten, der in seine Sprechstunde kommt, durchschnittlich nur sieben bis zehn Minuten Zeit. Das ist sehr wenig angesichts der Menge an Informationen, die er einholen muss, um die Diagnose »Depression« stellen zu können. Außerdem berichtet ihm der Patient meist auch nur einen Teil dessen, was ihn bewegt (Oudenhove et al. 2007).

Ein sehr wichtiger Grund für die Unterdiagnostizierung durch den Hausarzt ist, dass Patienten nur sehr selten spontan die Kernsymptome der Depression als Beschwerden nennen. Statt zu sagen: »Ich fühle mich in der letzten Zeit trübsinnig und depressiv und habe an nichts mehr Freude«, nennen sie oft vage körperliche Beschwerden: Schlafstörungen, Müdigkeit, Magenbeschwerden, Appetitlosigkeit, Rückenschmerzen und so weiter. Da der Arzt der Erkennung körperlicher Krankheiten hohe Priorität beimisst und da er überdies immer eine körperliche Ursache (wie etwa eine Schilddrüsenunterfunktion) für die depressive Störung ausschließen muss, wird er meistens mit einer gründlichen körperlichen Untersuchung beginnen. In vielen Fällen – und erst recht bei Personen, die sich bereits in der zweiten Lebenshälfte befinden – wird er auch etwas Körperliches finden. Und danach wird er meistens die Diagnostik beenden und sich darauf konzentrieren, das Leiden zu beheben. Es ist daher nicht verwunderlich, dass Depressionen so oft übersehen werden. Und selbst wenn er keine körperliche Ursache findet, besteht noch die Möglichkeit, dass er die Erklärung für die Beschwerden bei einschneidenden Ereignissen oder Problemen sieht, von denen der Patient ihm berichtet hat (»Für mich wäre es auch schwierig, wenn ich Probleme in der Ehe hätte«). Für ihn sind die Beschwerden dann die verständliche Folge des Unglücks, das den Patienten getroffen hat.

Wenn Sie vermuten, dass Ihr Angehöriger an einer Depression leidet und er mit seinen Beschwerden zum Hausarzt geht, können Sie selbst einen wichtigen Beitrag dazu leisten, dass der Hausarzt die richtige Diagnose stellt, und zwar dadurch, dass Sie mit Ihrem Angehörigen gemeinsam all seine Beschwerden zusammen mit jenen, die Sie an ihm wahrnehmen, zu Papier bringen. Ich selbst tue das ebenfalls, denn ich weiß aus Erfahrung, dass ich sonst aus Nervosität wegen der begrenzten Zeit und der Fragen, die der Hausarzt mir stellt (und die mich von meinen eigenen Fragen ablenken), das Sprechzimmer verlasse, ohne mein Anliegen vollständig vorgebracht zu haben. Wenn ich aber alles, was ich loswerden will, in Stichworten zu Papier bringe, kann ich das vermeiden.

Stellt der Arzt die Diagnose »Depression«, fällt dem Patienten manchmal eine große Last vom Herzen – wie dieser Mann bekennt:

> Es tut mir schon gut, dass das diffuse Elend, mit dem ich kämpfe, jetzt einen Namen hat, dass dieser Name ein Sammelbegriff von Symptomen ist, von denen ich sagen kann, ob sie in meinem Fall zutreffen oder nicht, und vor allem: dass dieser Komplex als eine wahrhaftige Krankheit angesehen wird.
> (Maarten van Buuren 2008)

Die Erleichterung, von der dieser Patient spricht, heißt in der Heilkunde auch der »Rumpelstilzchen-Effekt«. Zu wissen, was einem fehlt, ist immer besser zu ertragen, als eine Krankheit zu haben, die man nicht benennen kann.

Die vierte Hürde: Die richtige Behandlung bekommen

Hat der Hausarzt die richtige Diagnose gestellt, taucht wiederum eine neue Hürde auf: Jetzt muss er dafür sorgen, dass der Patient die richtige Behandlung bekommt.

Er kann selbst die Behandlung übernehmen, doch dafür muss er über psychiatrische Grundkenntnisse verfügen, was bei Hausärzten oft nur mit einer Zusatzausbildung in der Psychotherapie der Fall ist. Dies steht auf dem Praxisschild.

Verfügt der Hausarzt über entsprechende Kenntnisse, wird

er bei einer ersten Depression meistens nicht sofort Antidepressiva vorschlagen, sondern im Idealfall versuchen, durch eine Kombination von Information und Begleitung die Depression zu heilen. Vorzugsweise stellt er in Absprache mit dem Patienten ein oder mehrere erreichbare Tagesziele auf, ermutigt ihn, Arbeit und Hobbys so weit wie möglich weiter zu betreiben und weiterhin Dinge zu tun, an denen er doch noch Freude hat. Auch wird er ihn auf die Wichtigkeit eines strukturierten Tagesablaufs, ausreichender körperlicher Bewegung und sozialer Kontakte und der Vermeidung übermäßigen Alkoholgenusses hinweisen.

Wie Sie sehen, wird der Hausarzt den Blick vor allem auf Gegenwart und Zukunft richten. Wichtig ist dabei auch, dass er den Patienten regelmäßig sieht – anfänglich meist alle zwei Wochen, später in etwas größeren Intervallen. Die Häufigkeit dieser Kontakte hängt dabei von mehreren Faktoren ab – vom Ausmaß des Leidens, vom Bedürfnis des Patienten und seiner Fähigkeit, sich rechtzeitig Hilfe zu holen, und davon, wie sehr die Depression seinen Tagesablauf beeinträchtigt. Während dieser Folgekontakte wird er den Verlauf der Beschwerden wie auch das Verhalten zu Hause und bei der Arbeit prüfen und bewerten, ob der Patient die verabredeten Ziele umsetzen konnte.

Eine gute Behandlung erfordert also Kenntnisse, Zeit und Geduld des Hausarztes. Längst nicht alle Hausärzte verfügen darüber. Und einige billigen sich mehr solcher Kenntnisse zu, als gerechtfertigt ist (auch Hausärzten ist nichts Menschliches fremd). Wenn also Ihr depressiver Angehöriger Sie nach dem ersten Kontakt mit dem Hausarzt wissen lässt, dass dieser selbst die Behandlung übernimmt, sollten Sie Ihrem Angehörigen einige Fragen stellen: Hat der Hausarzt ihm Informationen über Depression gegeben – und wenn ja, welche? Hat er darauf gedrungen, mit ihm im Kontakt zu bleiben – und wenn ja, wie und wie oft? Hat er Ratschläge gegeben? Hat er versucht, gemeinsam ein oder mehrere Ziele zu formulieren, an denen der Patient in der kommenden Zeit arbeiten kann? Ist die Antwort auf diese Fragen positiv, können Sie davon ausgehen, dass der Hausarzt »auf einem guten Weg« ist.

Ist bei Ihrem Angehörigen nach drei Monaten keine oder nur eine unzureichende Genesung eingetreten, so wird ihm der Hausarzt wahrscheinlich Antidepressiva vorschlagen. Es ist aber auch nicht ausgeschlossen, dass er dies schon in einer früheren Phase tut, womöglich sogar schon nach dem ersten diagnostischen Gespräch. Sie sollten Ihren Angehörigen daher besser so schnell wie möglich darauf vorbereiten – jedoch nicht, indem Sie ihm erklären, was er tun muss oder was Sie an seiner Stelle tun würden, sondern vor allem, indem Sie ihm Fragen stellen: Was hält er von Antidepressiva? Hat er zu ihrer Wirkung Vertrauen? Ist er bereit, sie einzunehmen? Und falls dies der Fall ist – wünscht er dabei die Begleitung des Hausarztes oder lieber eines Psychiaters?

Falls er keine Antidepressiva einnehmen möchte: Was wünscht er als alternative Behandlung: Psychotherapie oder Bewegungstherapie?

Möchte Ihr Angehöriger nicht vom eigenen Hausarzt behandelt werden, sondern von einem Psychologen, Psychotherapeuten, Psychiater oder Neurologen, ist es ratsam, vorher schon darüber zu sprechen und Fragen und Vorschläge zu bedenken, die der Hausarzt vielleicht ansprechen wird. Für den Fall, dass Sie nicht genau wissen, welche Inhalte die genannten Berufe vertreten und worin sie sich unterscheiden, werden sie im Folgenden kurz vorgestellt.

Die wichtigsten Fachleute, die bei einer Depression helfen können

- **Psychiater**
  Ein Psychiater hat Medizin studiert und sich nach seinem Studium als Facharzt auf die Psychiatrie spezialisiert – das Spezialgebiet über Menschen, die mit ernsten psychischen Problemen kämpfen. Aufgrund seiner Ausbildung als Arzt ist er in der Diagnostik psychischer und körperlicher Leiden geschult und kann folglich auch untersuchen, ob Beschwerden eine körperliche Ursache haben. Oft beherrscht er verschiedene Therapieformen. Da er Arzt ist, darf er Medikamente verschreiben und Laboruntersuchungen veranlassen.

- **Psychologe**
  Ein Psychologe hat Psychologie studiert, die Wissenschaft, die sich mit dem Innenleben (Erkennen, Fühlen, Streben) und dem Verhalten des Menschen befasst. Während seines Studiums erwirbt der Psychologe auch Kenntnisse und Fertigkeiten über Behandlungsmethoden. Gewöhnlich wird er diese Kenntnisse und Fertigkeiten nach dem Studium noch vertiefen.

- **Psychotherapeut**
  Bis vor einiger Zeit war diese Berufsbezeichnung nicht geschützt. Inzwischen ist dafür eine staatliche Anerkennung als ärztlicher oder psychologischer Psychotherapeut notwendig. Dafür muss ein Studium der Medizin oder der Psychologie an einer Hochschule absolviert und danach noch eine Spezialisierung zum Psychotherapeuten durchlaufen werden.

- **Neurologe**
  Neurologen beschäftigen sich in erster Linie mit den organischen Erkrankungen des Nervensystems. Sie müssen nach dem Medizinstudium eine Facharztausbildung absolvieren, während der sie auch ein Jahr lang in einer psychiatrischen Einrichtung arbeiten. Daher verfügen sie auch über Grundkenntnisse der psychiatrischen Diagnostik und Therapie. Früher wurde der Neurologe Nervenarzt genannt.

Die beiden wichtigsten Fragen, auf die Ihr Angehöriger sich vorbereiten muss, lauten: »Bevorzugen Sie eine bestimmte Therapie?« und »Bevorzugen Sie einen bestimmten Therapeuten?«. Wenn Ihr Angehöriger darauf keine Antwort weiß, wird der Hausarzt selbst einen Vorschlag machen. Dabei wird er sich von seinen eigenen Präferenzen und von den Erfahrungen leiten lassen, die er bei früheren Überweisungen gemacht hat.

Ihr Angehöriger kann dem Rat seines Hausarztes folgen. Besser ist es jedoch, wenn er sich zuvor selbst auf dem Psychomarkt orientiert. So ist die Chance größer, dass er sich zu einem Therapeuten oder in eine Einrichtung überweisen lässt, die sich einer Therapiemethode bedient, deren Effektivität wissenschaftlich erwiesen ist.

Doch Ihr Angehöriger hat sicher oft nicht die Energie, sich ausreichend auf die mögliche Frage des Hausarztes vorzubereiten, wie und von wem er am liebsten behandelt werden will. Er sieht die Zukunft düster vor sich und meint möglicherweise, nichts könne ihm helfen. Wahrscheinlich schämt er sich auch und wagt keine kritischen Fragen zu stellen. Darum ist in dieser Phase Ihre Hilfe so wichtig. Lassen Sie ihn den Text über die verschiedenen Behandlungsmethoden im vorigen Kapitel lesen oder erklären Sie ihm selbst etwas darüber. Setzen Sie sich mit ihm an den Computer, um im Internet Informationen über verschiedene Behandlungen bei Depression zu suchen. Fragen Sie ihn, welche Psychotherapie ihn spontan anspricht bzw. mit welcher er nichts anfangen kann. Daneben ist es ratsam, die Websites der Berufsorganisationen der wichtigsten Therapeuten zurate zu ziehen. Diese können Ihre Suche nach einem guten Therapeuten deutlich erleichtern. In der folgenden Tabelle finden Sie eine Übersicht über die wichtigsten Websites.

Nützliche Websites für die Suche nach professioneller Depressionsbehandlung

Psychotherapie-Informations-Dienst (PID)	www.psychotherapiesuche.de
Berufsverband Deutscher Psychologinnen und Psychologen	www.bdp-verband.org
Berufsverband Deutscher Nervenärzte	www.bvdn.de
Berufsverband Deutscher Psychiater	www.bv-psychiater.de
Berufsverband für Kinder- und Jugendpsychiatrie, Psychosomatik und Psychotherapie in Deutschland (BKJPP) und Bundesarbeitsgemeinschaft der Leitenden Klinikärzte für Kinder- und Jugendpsychiatrie, Psychosomatik und Psychotherapie (BAG)	www.kinderpsychiater.org
Portal für ganzheitliche Behandlungsmethoden, Therapien, Anbieter und Therapeuten	www.therapeuten.de
Stichwort »Psychotherapie/ Psychiatrie« und Wohnort eingeben	www.gelbeseiten.de
Familiencoach Depression	www.depression.aok.de
Stiftung Deutsche Depressionshilfe	www.deutsche-depressionhilfe.de
Netz psychischer Gesundheit	www.psychenet.de

Lassen Sie Helfer links liegen, die sich »Heiler« oder »Magier« nennen und deren es leider allzu viele gibt. Ein guter Schritt ist auch, Ihre Krankenkasse anzurufen und dort um die Zusendung einer Therapeutenliste mit Kassenzulassung zu bitten.

Kurzum: Tun Sie dasselbe, was Sie auch bei der Anschaffung eines neuen Autos tun würden. Wie Sie in diesem Fall suchen, welche Händler in der Umgebung die von Ihnen bevorzugten Wagen verkaufen, so müssen Sie sich jetzt gemeinsam nach den Therapieformen erkundigen, die der betreffende Therapeut oder die Einrichtung anbietet.

Lassen Sie sich nicht vom Verkaufsgerede des Therapeuten verführen, wenn Sie telefonisch Auskünfte einholen. Ein Ausspruch wie »Mit dieser Behandlung habe ich sehr gute Erfahrungen gemacht« ist nichtssagend, denn das sagt wahrscheinlich jeder Therapeut. Versuchen Sie zu erfahren, welche Ausbildung er hat und wie erfahren er ist.

Diese Suche im Vorfeld kann Sie Zeit kosten – ja, mehr Zeit als jene nach einem passenden Autohändler. Sie werden erstaunt sein, wie viele Therapeuten oder Einrichtungen ausscheiden, da sie eine Behandlungsmethode anwenden, deren Nutzen nicht bewiesen oder auch nur untersucht wurde. Der Amsterdamer Dozent der Klinischen Psychologie P. Cuijpers, Autor vieler Studien über die Effektivität verschiedener Behandlungsmethoden und daher auch international hoch angesehen, schätzt, dass höchstens zwanzig Prozent aller Patienten, die eine Therapie beginnen, eine Behandlung bekommen, deren Nutzen wissenschaftlich erwiesen wurde (Vermeulen 2008). Das ist tatsächlich bestürzend wenig.

Die fünfte Hürde: Den richtigen Therapeuten finden

Doch auch wenn schließlich der Therapeut gefunden ist, der eine Therapiemethode praktiziert, deren Effektivität nachgewiesen wurde, ist das Ziel noch nicht ganz erreicht. Dann wartet die letzte Hürde: Ihr Angehöriger wird herausfinden müssen, ob der gewählte Therapeut wirklich zu ihm passt. Anders als bei der Reparatur eines Autos ist das Ergebnis einer Psychotherapie nicht nur von der Arbeitsweise des Therapeuten abhängig, sondern auch von seiner Persönlichkeit. Untersuchungen haben gezeigt, dass die Person selbst sogar noch wichtiger ist als ihre Methode. So drückt es auch eine alte Weisheit der Medizin aus: »Nicht die Medizin, sondern der Arzt heilt den Kranken.« Für psychische Probleme wie Depression gilt dies oft noch mehr als für körperliche Beschwerden. Entscheidend für den Erfolg der Behandlung ist, ob es zwischen dem Patienten und dem Therapeuten »funkt«. Merkt Ihr Angehöriger nach ein oder zwei Gesprächen, dass er kein Vertrauen zu dem Therapeuten hat, ist das Risiko des Scheiterns riesig. Hat hingegen das erste Gespräch ein gutes Gefühl bei ihm hinterlassen, gibt es eine begründete Chance, dass die Behandlung zur Zufriedenheit verlaufen wird.

Ein guter Therapeut wird dies den Patienten auch wissen lassen. In ihrem Roman *Mängelexemplar* beschreibt Sarah Kuttner, wie die Therapeutin der Protagonistin in der ersten Sitzung diese Botschaft übermittelte:

> Beobachten Sie doch erst mal ein paar Tage, wie es Ihnen nach dieser einen Stunde geht. Und dann überlegen Sie, ob Sie sich vorstellen könnten, regelmäßig herzukommen. Ob Sie das Gefühl haben, dass ich die Richtige für Sie bin. So etwas ist sehr wichtig. (Sarah Kuttner 2009)

Achten Sie vor allem darauf, ob Ihr Angehöriger nach dem Gespräch *Hoffnung* bekommen hat, dass der Therapeut ihm helfen kann, denn Hoffnung ist der beste Gradmesser für ein gutes Einvernehmen. Dabei spielt es keine Rolle, ob Ihr Angehöriger die Hoffnung begründen kann oder sie nur auf seinem Gefühl beruht. Der amerikanische Psychiater Gordon Livingstone beschreibt treffend den richtigen Therapeuten:

> Der Patient muss die Überzeugung gewinnen, dass der Therapeut auf seiner Seite steht.
> Eine richtig durchgeführte Therapie beinhaltet Aussprache, Arbeit mit der inneren Eltern-Repräsentation und das Erlebnis des Umgangs mit einem erfahrenen und vertrauenswürdigen Ratgeber. Den für alle Ratsuchenden richtigen Therapeuten gibt es nicht. Jeder Mensch bringt seine ganz eigenen Bedürfnisse mit, von denen abhängt, ob er zu einem bestimmten Therapeuten »passt« oder nicht. Auch der Therapeut bringt seine eigene Lebenserfahrung, seine Vorurteile und seine Philosophie des Wandels in den Prozess ein. So kann das Bemühen, miteinander warm zu werden, vergebens, manchmal sogar schädlich sein. Es ist wie in allen menschlichen Beziehungen: Man kann schwer voraussagen oder auch nur benennen, was geht und was nicht.
> Die Eigenschaften guter Therapeuten sind Abbild der Eigenschaften guter Eltern: Geduld, Einfühlungsvermögen, die Fähigkeit, Zuneigung zu empfinden und urteilslos zuzuhören. So viel zum Ideal. Doch wie Eltern unterschiedlich auf verschiedene Kinder reagieren, so kommen auch Therapeuten mit manchen Patienten besser zurecht als mit anderen. Wir geben nicht gern zu, dass wir am ehesten Menschen helfen können, die uns ähnlich sind. […] Kein Therapeut kann sich anmaßen, dass er mit allen Menschen gleich gut zurechtkommt.
> (Gordon Livingstone 2006)

Der englische Psychologe Lazarus hat eine Liste entwickelt, die bei der Beurteilung des Verhältnisses zwischen Patient und Therapeut helfen kann. Beginnt Ihr Angehöriger während der Behandlung zu zweifeln, kann es hilfreich sein, sie auszufüllen. Sie besteht aus den folgenden zwölf Fragen, die jeweils mit einer Fünfpunkteskala bewertet werden (Lazarus 1982).

1. Ich fühle mich bei meinem Therapeuten wohl.
   1 2 3 4 5
2. Der Therapeut scheint sich mit mir wohlzufühlen.
   1 2 3 4 5
3. Der Therapeut ist flexibel und offen für neue Ideen.
   1 2 3 4 5
4. Der Therapeut hat einen angenehmen Charakter.
   1 2 3 4 5
5. Der Therapeut antwortet auf meine Fragen, statt mich zu fragen, was ich meine.
   1 2 3 4 5
6. Der Therapeut drückt sich für mich sprachlich verständlich aus.
   1 2 3 4 5
7. Der Therapeut sagt Dinge, mit denen ich etwas anfangen kann.
   1 2 3 4 5
8. Der Therapeut ermutigt mich zu eigener kritischer Meinung, auch wenn sie von seiner Meinung abweicht. Er sieht dies nicht als Äußerung des Widerstands.
   1 2 3 4 5
9. Der Therapeut will Menschen kontaktieren, die wichtig für mich sind.
   1 2 3 4 5

10. Der Therapeut schaut nicht ständig auf die Uhr; er verlängert manchmal die Sitzung, ohne dies gesondert in Rechnung zu stellen.

1 2 3 4 5

11. Bei rechtzeitiger Terminabsage erfolgt keine Rechnungstellung.

1 2 3 4 5

12. Im Allgemeinen fühle ich mich nach meinen Therapiesitzungen besser und schätze mich selbst mehr.

1 2 3 4 5

Jede Frage wird folgendermaßen bewertet:

1 = nie oder gar nicht,
2 = selten
3 = manchmal, es ist akzeptabel
4 = meistens ja, recht gut
5 = immer, sehr

Schließlich werden die Bewertungsziffern aller Fragen addiert.

Lazarus erklärt, dass Ihr Angehöriger sich bei einem Ergebnis von 24 oder weniger Punkten sofort auf die Suche nach einem anderen Therapeuten machen sollte. Auch bei weniger als 35 Punkten sind Zweifel angebracht, ob dieser Therapeut für ihn der richtige ist. In diesem Fall sollte Ihr Angehöriger seine Zweifel mit dem Therapeuten besprechen. Oft hilft es ihm schon weiter, wenn er auf dessen Reaktion achtet: Ein guter Therapeut wird herauszufinden versuchen, was für Ihren Angehörigen das Beste ist; er wird dessen Zweifel ernst nehmen und ihn mit Respekt behandeln. Auch wird er ihn unterstützen, wenn er eine zweite Meinung einholen will.

Erklären Sie Ihrem Angehörigen, dass er sich niemals verpflichtet fühlen muss, bei einem Therapeuten zu bleiben, nur weil sein Hausarzt ihn dorthin überwiesen hat, und auch nicht darum, weil der Therapeut so nett ist. Denn außer dass er nett ist, muss er Ihrem Angehörigen auch die Gewissheit vermitteln, dass er fachkundig ist.

Damit soll nicht der Eindruck erweckt werden, während der Behandlung entstünden niemals Reibungen. Diese können sogar nützlich sein. Solange Ihr Angehöriger das Gefühl hat, dass solche Zusammenstöße und Meinungsverschiedenheiten ihm weiterhelfen, gibt es keinen Grund, die Behandlung abzubrechen.

Im Folgenden nenne ich noch einige »Survival-Tipps«, die Sie mit Ihrem Angehörigen besprechen können, ehe er sich in die Therapie begibt.

- Es erfordert viel Mut, eine Therapie zu beginnen. Loben Sie Ihren Angehörigen dafür. Wenn er Angst vor der Behandlung hat, können Sie ihm vorschlagen, diese Angst am Anfang mit dem Therapeuten zu besprechen. Das erleichtert meist ungemein.
- Erklären Sie Ihrem Angehörigen, er müsse darauf gefasst sein, sich zu Beginn der Behandlung sogar etwas schlechter zu fühlen. Viele Therapeuten werden das auch selbst erklären, doch wegen der Anspannung oder des Stresses wird Ihr Angehöriger nicht alles behalten, was ihm der Therapeut sagt.
- Kommen vonseiten des Therapeuten Erklärungen und Deutungen, in denen Ihr Angehöriger sich überhaupt nicht wiederfindet, ist es wichtig, dies zu äußern. Akzeptiert der Therapeut diese Reaktion, so ist das gut.
- Manche Therapeuten versuchen, ihren Patienten Probleme

einzureden, unter denen sie in Wirklichkeit selbst leiden. Im psychologischen Jargon heißt das »Projektion«. Möglicherweise braucht der Therapeut dann selbst eine Therapie. Wenn Ihr Angehöriger sagt, er erkenne sich überhaupt nicht in den Deutungen oder Erklärungen seines Therapeuten, kann dies ein Signal einer solchen Projektion sein.

- Es kann auch sein, dass ein Therapeut einen Rat gibt, der nach Meinung Ihres Angehörigen überhaupt nicht weiterhilft. Ein Beispiel dafür verdanke ich meiner allerersten Patientin, die mir während des Erstgesprächs berichtete, sie habe die Beratung bei einem Sozialarbeiter abgebrochen, da dieser ihr geraten habe, ihr Beziehungsproblem durch Scheidung zu lösen. »Das habe ich auch getan, und es war gut für mich!«, habe er gesagt. Ratschläge zu befolgen, weil ein Therapeut davon profitiert oder auch nur, weil er sie gegeben hat, funktioniert meist nicht. Ein guter Therapeut wird sich daher immer solcher Ratschläge im Hinblick auf Lebensentscheidungen enthalten. Das eben genannte Beispiel zeigt, wie sehr sie ihr Ziel verfehlen können, wenn ein Therapeut es dennoch tut.
- Jede Therapie ist schmerzhaft. Denken Sie nur an das Erstgespräch, in dem Ihr Angehöriger darlegen muss, warum er Hilfe braucht. Auch während der Therapie werden sich später hin und wieder intensive negative wie positive Gefühle entwickeln. Ein guter Therapeut weiß damit wohlüberlegt und auf eine für den Patienten hilfreiche Art umzugehen (Verhulst 2001). Es ist Ihrem Angehörigen nicht anzuraten, die Therapie zu beenden, wenn diese ihn mit schmerzlichen Empfindungen konfrontiert. Oft bietet eine solche Konfrontation die Chance, daran zu wachsen.
- Vor allem sollte Ihr Angehöriger darauf achten, ob der Therapeut methodisch und strukturiert zu Werke geht und ob er jene Beschwerden und Probleme angeht, mit denen Ihr

Angehöriger *gegenwärtig* zu kämpfen hat. Über die Vergangenheit zu sprechen und in seinem Leben herumzuforschen kann ihm und dem Therapeuten zwar helfen, die Beschwerden zu verstehen, doch im Behandlungsganzen sollte dies nie einen zentralen Raum einnehmen.

Ein guter Therapeut versucht auch, die Behandlungsdauer so kurz wie möglich zu halten. Eine Depression bedeutet – wie alle anderen psychiatrischen Erkrankungen – eine Beschränkung der Möglichkeit, in Freiheit zu leben und Entscheidungen treffen zu können. Die Behandlung muss darauf gerichtet sein, diese Freiheit wiederzugewinnen. Eine zu lange Behandlung macht abhängig und kann die Freiheit wieder einschränken. Da es bei einer solchen Behandlung jedoch gerade um die Wiedergewinnung der Freiheit geht, wird ein guter Therapeut Ihren Angehörigen auch so weit wie möglich in alle Wahlmöglichkeiten – vor allem bezüglich der Behandlungsziele und Interventionen – einbeziehen. Bescheidenheit ist ein Merkmal eines guten Therapeuten.

Wie sollte Ihr Angehöriger sich entscheiden, wenn er zwischen einer Therapeutin und einem Therapeuten wählen kann? Aus Untersuchungen geht hervor, dass Frauen sich besser in andere Menschen einfühlen können, intensiver mitempfinden und dadurch besser zuhören. Das ist wichtig, da diverse Studien belegen, dass dies den Genesungsprozess beschleunigt. (Stress, so die Erklärung dafür, hat einen negativen Effekt auf das Immunsystem, während gutes Zuhören dessen Wirkung unterstützt.)

Obwohl auch viele männliche Therapeuten einfühlsam sind, schneiden Frauen im Durchschnitt besser ab. Deshalb ist die Chance auf eine erfolgreiche Behandlung größer, wenn der

Patient sich für eine Therapeutin entscheidet. Dies gilt vor allem für männliche Patienten. Wenn ein Mann sich psychisch eine Blöße geben muss, fühlt er sich bei einem männlichen Therapeuten unbehaglicher als bei einer Frau. Noch mehr gilt dies, wenn es um zwei Männer etwa gleichen Alters geht oder wenn der Helfende sogar jünger ist als der Patient. Untersuchungen bei Affen zeigen, dass dies gegenseitig ist: Der tröstende männliche Affe empfindet ebenso Stress wie der getröstete. Das Stressniveau zwischen einem tröstenden Affenweibchen und einem getrösteten Männchen ist niedriger (wie es auch niedriger ist, wenn das Männchen ein Weibchen tröstet).

Doch wie auch immer Ihr Angehöriger sich im Hinblick auf den Therapeuten entschieden hat: Sie sollten ihn nach zwei oder drei Therapiesitzungen fragen, ob er Vertrauen zu ihm und zu seiner Behandlung hat. Fällt seine Antwort negativ aus, ist es ratsam, sich nach einem anderen Therapeuten umzutun. Wenn Ihr Angehöriger sich scheut, sein mangelndes Vertrauen dem Therapeuten gegenüber zu äußern, kann er es seinem Hausarzt mitteilen und mit ihm nach einer Lösung suchen. Ermutigen Sie ihn unbedingt, sein eigenes Interesse in den Vordergrund zu stellen und sich nicht von der Frage leiten zu lassen, ob er dann noch geschätzt wird. Wenn eine Therapie nicht gut verläuft, kommt man oft vom Regen in die Traufe.

Hoffentlich wird dieses Kapitel Sie nicht davor zurückschrecken lassen, Ihren Angehörigen zu ermutigen oder ihm zu helfen, professionelle Hilfe zu finden. Das war nicht die Absicht der genannten Ratschläge. Meine Warnungen beruhen vor allem auf jenem Gesetz, das für jeden Beruf gilt und auch auf Therapeuten zutrifft: Zehn Prozent sind ausgezeichnet, achtzig Prozent gut – und zehn Prozent sind nicht zu empfehlen. Sie werden verstehen, was ich meine: Diese letzteren zehn Prozent muss man zu meiden suchen. Daneben ist noch ein Spezifikum wichtig, das mit der therapeutischen Beziehung zusammenhängt: Es kann eben auch vorkommen, dass der Therapeut gut oder sogar sehr gut ist und es ihm dennoch nicht gelingt, eine gute Beziehung zu Ihrem Angehörigen aufzubauen. Die Möglichkeit, dass Ihr Angehöriger nicht den richtigen Therapeuten trifft, ist darum vielleicht höher als jene zehn Prozent, die für andere Berufe gelten. Nicht ohne Grund werden Psychotherapien öfter vorzeitig abgebrochen.

So weit muss es aber nicht kommen, wenn Ihr Angehöriger vor allem zu Beginn der Therapie darauf achtet, ob zwischen ihm und dem Therapeuten »die Chemie stimmt«. Als gesetzlich versicherter Patient hat er Anspruch auf Probesitzungen: Innerhalb von fünf Sitzungen (bei analytischen Therapien innerhalb von acht Sitzungen) kann er beschließen, zu einem anderen Therapeuten zu gehen. Wie beim Kauf eines Autos oder eines Hauses gilt auch bei der Psychotherapie – im Zweifel: weitersuchen.

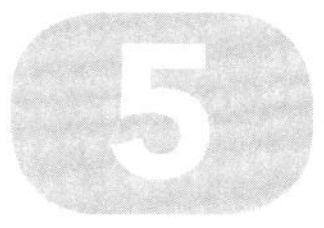

WAS BEDEUTET DIE DEPRESSION IHRES ANGEHÖRIGEN FÜR SIE SELBST?

Wenn ein Mensch, den Sie lieben, eine Depression bekommt, werden Sie darunter leiden. Die betreffende Person ist nicht mehr dieselbe wie früher. Möglicherweise haben Sie das Gefühl, nur noch deren Schatten zu sehen und nicht mehr die Person von Fleisch und Blut aus früherer Zeit. Ihr Leben verändert sich, da die Symptome der Depression auch für Sie Folgen haben. Wenn Ihr Angehöriger zum Beispiel seltener die Initiative ergreift oder weniger schafft, kann dies bedeuten, dass von Ihnen mehr verlangt wird. Hinzu kommt, dass von jeder Krankheit und erst recht von einer Depression der Appell ausgeht: »Hilf mir!« Oder (was auch möglich ist): »Lass mich in Ruhe!« Ja, selbst beides zugleich ist möglich: »Hilf mir und lass mich in Ruhe!«

Kurzum: Eine Depression geht nicht nur bei dem Opfer, sondern auch bei den Personen seiner direkten Umgebung mit einer Reihe von Gefühlen einher, die von Person zu Person unterschiedlich sein können.

In diesem Kapitel erfahren Sie, welche Gefühle sehr häufig

auftreten. Die Wahrscheinlichkeit ist groß, dass Sie mehrere davon wiedererkennen. Ich hoffe, dass Sie nach dem Lesen dieses Kapitels sagen werden: »Ein Glück: Ich bin nicht der Einzige.«

Beunruhigung und Unsicherheit

Wenn Ihr Angehöriger eine Depression bekommt, bemerken Sie das meist nicht sofort. Das liegt daran, dass eine Depression sich – anders als ein Schlaganfall oder Herzinfarkt – nicht wie ein Blitz aus heiterem Himmel bemerkbar macht, sondern sich nähert wie ein Dieb in der Nacht: langsam und heimlich. Sie merken lange Zeit nichts, doch dann, plötzlich, haben Sie das Gefühl einer drohenden Gefahr in unmittelbarer Nähe. Während der langsamen, schleichenden Annäherung spüren die Sinne allerdings, dass etwas »nicht stimmt«. Es beginnt damit, dass Sie sich unbehaglich fühlen. Dieses Gefühl glimmt dann einige Zeit wie ein Schwelbrand unter der Oberfläche. Doch manchmal wird eine kleine Flamme sichtbar, und dann lodern sofort die Fragen auf: Warum ist er so schnell gereizt? Sehe ich es richtig, dass er in letzter Zeit so oft geistesabwesend und nicht recht bei der Sache ist? Stimmt es, dass er jetzt seltener lacht und nichts mehr so recht genießen kann? Gibt es Spannungen? Stimmt es, dass er blasser aussieht und öfter über Müdigkeit klagt? Wie kommt es wohl, dass er weniger Appetit hat als früher? Läuft da irgendetwas an seinem Arbeitsplatz ab, wovon ich nichts weiß?

Sie fühlen sich beunruhigt, wissen aber nicht recht, was Sie davon halten sollen. Am liebsten möchten Sie diesen Fragen entkommen und sie verdrängen. In dieser Phase finden Sie oft auch Erklärungen und Argumente für Ihre Beobachtungen, die es erlauben, eine Vogel-Strauß-Politik zu betreiben. »Jeder hat mal eine schwierigere Periode.« »Sein Arbeitsplatz wird gerade umstrukturiert. Er merkt es selbst nicht, aber das wird ihm ganz schön unter die Haut gehen.« »Er ist gerade fünfzig geworden; vielleicht ist er jetzt in einer Midlife-Crisis.« »Die Kinder sind aus dem Haus; vielleicht macht ihm diese neue häusliche Situation zu schaffen.«

Es kann auch sein, dass Sie die Erklärungen für Ihr unbehagliches Gefühl und für das ungewohnte Verhalten, das Sie zu bemerken meinen, nicht bei dem anderen oder seinen Lebensumständen suchen – seiner Arbeit, seinem Alter oder zeitweiligem Stress –, sondern bei sich selbst. »Liegt es an mir, dass er weniger an mir interessiert ist und auch weniger Lust zu Sex hat? Mache ich etwas falsch? Habe ich ihm zu wenig Aufmerksamkeit geschenkt und war ich zu sehr mit mir selbst beschäftigt? Liebt er mich überhaupt noch?« Möglicherweise zweifeln Sie auch an sich selbst, weil Ihr Angehöriger oft noch ganz normal mit anderen umgeht, zum Beispiel, wenn er mit jemandem telefoniert, wenn Gäste im Haus sind oder er bei anderen zu Besuch ist. Dann kann er durchaus noch einmal seine düstere Maske ablegen und sich plötzlich wieder angeregt unterhalten. Sie wissen zu diesem Zeitpunkt wahrscheinlich noch nicht, dass Menschen mit einer Depression sehr oft noch lange in der Lage sind, der Außenwelt gegenüber eine Fassade aufrechtzuerhalten und sich weit besser darzustellen, als sie sich innerlich fühlen. Ein schlagendes Beispiel hierfür ist der junge Mediziner Jaap Berend Bakker, der seit seinem sechzehnten Lebensjahr an einer schweren suizidalen Depression litt. In seinem autobiografischen Buch *Krachtmeting* (1995) (*auf Deutsch: Kraftprobe*) schreibt er, er habe sich erst fünf Jahre nach dem Beginn seiner Depression seinem Vater anvertraut, und dieser habe zugegeben, die ganze Zeit nichts gemerkt zu haben, obwohl er Psychiater und Chef eines großen psychiatrischen Krankenhauses war. Auch dann noch werden Sie versuchen, sich zu beruhigen – zum Beispiel mit Antworten wie: »Nun übertreibe mal nicht, Schwamm drüber, wir fangen wieder von vorn an«, oder: »Von Freunden und Freundinnen höre ich auch, dass sie mal eine solche Periode durchlebt haben. Danach wurde es wieder gut.«

Die Ehrlichkeit gebietet es, festzustellen, dass Frauen eher als Männer zu derartigen Selbstzweifeln neigen.

Verzweiflung

Wenn Sie schließlich verstehen, worum es wirklich geht, oder wenn Sie die Diagnose vom Hausarzt oder einem anderen Fachmann hören, werden Sie wahrscheinlich ambivalente Gefühle erleben. Einerseits verspüren Sie Erleichterung, da Sie jetzt endlich wissen, was vorliegt. Ebenso wie Ihr depressiver Angehöriger bekommen Sie es mit dem »Rumpelstilzchen-Effekt« zu tun (siehe Kapitel 4). Andererseits erleben Sie wahrscheinlich auch Augenblicke der Mutlosigkeit. Wird es noch einmal wieder besser? So erging es auch der Schriftstellerin Annie M. G. Schmidt, die, als ihr Mann eine Depression bekam, feststellen musste:

> Man möchte so gern loyal sein, einfach Partner sein, wie wir es immer gewesen waren. Man möchte weiterhin alles miteinander besprechen. Wenn jemand derartig depressiv ist, nichts mehr will, dann möchte man ihn herausziehen, aufrichten. Sagen: Komm, lass uns eine schöne Platte auflegen. Komm, ich werde dir etwas vorlesen. Komm mit, wir gehen in den Park, schau doch mal, wie schön die Bäume blühen. Doch dann sagte er: »SCHEISSFRÜHLING.«

»Blühen – baaaah«, sagte er dann. »Schschscheiß-Frühling.« Er mochte nicht mehr.

(Annie M. G. Schmidt 2002)

Die Verzweiflung wird noch dadurch verstärkt, dass die Balance in Ihrer Beziehung gestört ist. Ist es der Partner, der depressiv geworden ist, werden Sie jetzt mehr geben müssen als nehmen können, und Sie werden immer weniger dafür zurückbekommen. »Oft kommt es mir so vor, als sei er nur noch mit sich selbst beschäftigt. Ich vermisse das frühere Interesse an anderen, an den Kindern, an mir.« Dasselbe Gefühl können Sie haben, wenn Ihr Vater, Ihre Mutter, Ihre Schwiegereltern oder eine gute Freundin eine Depression entwickelt hat.

Verzweiflung hat unter anderem immer den Verlust des Selbstvertrauens zur Folge. Sie fühlen sich nicht mehr recht wohl in Ihrer Haut. Möglicherweise äußert sich dies bei Ihnen körperlich, und Sie denken bei jedem kleinen Schmerz, den Sie verspüren, dass Ihnen körperlich etwas fehlt. (»Habe ich es womöglich mit dem Herzen? Sollte ich Krebs haben?«)

Kummer

Von allen Gefühlen, die Sie als Angehöriger einer depressiven Person haben können, ist Kummer für Außenstehende am ehesten nachvollziehbar. Kummer ist psychischer Schmerz und Trauer um etwas Vergangenes. Wenn Sie traurig sind, sehnen Sie sich nach etwas Verlorenem. Als Angehöriger haben Sie oft viele Gründe, die Vergangenheit wieder herbeizuwünschen: Die Depression bedeutet oft, dass Sie in mehreren Lebensbereichen etwas verloren haben oder weggeben mussten, so zum Beispiel die frühere Selbstverständlichkeit in der Beziehung, die Sorglosigkeit und Freude, die Möglichkeit, Verantwortung teilen und Entscheidungen gemeinsam treffen zu können.

Darüber sagt die eben zitierte Annie M. G. Schmidt:

> Diese entsetzliche Depression versetzt einem auch einen Dämpfer im eigenen Leben. Es ist, als sei es ansteckend. Über die letzte Periode könnte man sagen, dass er ein Klotz an meinem Bein geworden ist. Ja. Aber es ist so komplex [...]. Andererseits gab es auch viel Kummer. Ich hänge mit so vielen Fäden an ihm, mit so viel Liebe, es ist zu zwiespältig, um nachträglich zu sagen: Ich wollte ihn loswerden.
>
> Er hegte und pflegte seine Depression wie einen *Besitz*; er kultivierte sie. So ein Mensch sieht nirgends mehr Licht. Alles, alles ist düster. Dieses Misstrauen war entsetzlich schlimm. *Wohin gehst du? Mit wem? Wo warst du gestern?* Das Gehässige daran ist schrecklich, das Herabsetzende, das Spießbürgerliche. Aber ich wusste doch auch sehr genau, dass meine Zuneigung zu ihm noch intakt war. Ich dachte immer: Ich kann dich nicht entbehren, trotz allem, ich will nicht allein sein.
>
> (Annie M. G. Schmidt 2002)

An die Stelle des Verlorenen sind Sorgen getreten. Wenn Sie nicht mehr wie früher miteinander kommunizieren können, da Ihr depressiver Angehöriger sich wie eine Auster in ihre Schale zurückgezogen hat, wird dieser Verlust meist am schmerzvollsten sein.

Vielleicht sind Sie auch traurig, weil die Krankheit die Harmonie in der Familie gestört hat. Und schließlich können Sie auch traurig sein, weil Sie meinen, Ihr depressiver Angehöriger habe dieses Schicksal nicht verdient.

Wenn Sie traurig sind, werden Sie sich viel mit der Vergangenheit beschäftigen – mit der »Zeit, in der alles noch in Ordnung war«. Wenn ein von Ihnen geliebter Mensch verstirbt, werden Außenstehende Ihre Trauer in der Regel leicht wahrnehmen. Das geschieht jedoch weit seltener, wenn Ihr Angehöriger eine Depression hat und Sie ihn unterstützen müssen. Ihr Verlust ist dann für Außenstehende nicht so leicht erkennbar; Ihre Gefühle werden daher vielleicht nicht bemerkt – und erst recht nicht verstanden.

Wut

Manche Menschen reagieren auf Rückschläge und Frustration mit Kummer, andere mit Wut, die meisten mit einer Mischung beider Empfindungen. Die Grenze zwischen Trauer und Wut ist bisweilen recht verschwommen. Manchmal gehen die beiden Gefühle ineinander über oder wechseln einander ab. »Abends, allein im Bett, kommt ein Gefühl von Wut in mir auf – kurz darauf spüre ich, wie mir die Tränen über die Wangen rinnen.« Viele Angehörige stellen sich Fragen wie: »Warum muss ihr/ihm dies geschehen?«, »Warum ich?«, »Warum wir?«.

Psychologen haben ermittelt, dass siebzig Prozent unserer Wut nicht bei der Person ankommen, gegen die sie sich richtet. Vielleicht gilt dies auch für Sie, und Sie reagieren Ihre Wut auch an anderen ab – zum Beispiel an dem Hausarzt: Er hat die Depression zu spät erkannt, hat eine rechtzeitige Überweisung versäumt, nicht die richtigen Medikamente verordnet und so weiter. Es kann auch sein, dass Sie Ihre Wut gegen die eigene Familie richten, von der Sie in dieser Zeit mehr Unterstützung und Verständnis erwarteten. »Als meine Schwägerin Brustkrebs hatte, war ich für sie und ihren Mann da; jetzt lassen sie und mein Bruder kaum etwas von sich hören.«

In jeder intimen Beziehung gibt es neben Gefühlen von

Liebe auch solche von Wut. Nur wo zwei Menschen einander völlig gleichgültig gegenüberstehen, sind diese Grundgefühle nicht vorhanden. Es ist daher selbstverständlich, dass Sie auch im Bezug auf Ihren depressiven Angehörigen Gefühle von Wut kennen. Die gab es auch schon, als von Depression noch nicht die Rede war. Jetzt ist die Wut jedoch von anderer Art. Früher ging es um eine bestimmte Verhaltensweise oder eine bestimmte Facette seiner Person. Jetzt haben Sie manchmal den gesamten Menschen satt, da er sich völlig verwandelt zeigt. »So kenne ich ihn gar nicht.« So bekennt es auch dieser Partner:

> Während ich machtlos zuschauen musste, sah ich sie langsam, aber sicher in eine Depression versinken. Alles glitt an ihr vorüber. Sie wirkte wie ein Zombie. Vollkommen unansprechbar war sie, das fand ich eigentlich am schlimmsten – viel schlimmer, als dass wir uns nie mehr liebten, denn ich durfte es nicht wagen, auch nur einen Finger nach ihr auszustrecken: Dann wurde sie wütend. Damit konnte ich noch ganz gut leben, aber dass ich meinen Kameraden verloren hatte, traf mich hart. Hin und wieder wurde mir alles zu viel. Dann saß ich auf dem Sofa und die Tränen strömten mir über das Gesicht. Denn ich weiß nicht, wie lange so etwas dauern wird; jeder Tag scheint schon so eine Ewigkeit zu sein, wenn man ihn auf diese Weise verbringen muss. Einmal bin ich wegen einer Ungerechtigkeit von ihr so entsetzlich wütend geworden, dass ich mit bloßen Händen die Täfelung, die ich einige Monate zuvor angebracht hatte, von der Wand riss. Meine Hände bluteten, aber es erleichterte mich.
> (Anonymus 2005)

Vielleicht meinen Sie, Wut passe nicht zu Ihnen. Vor allem Frauen können dieses Gefühl bei sich selbst oft nur schwer akzeptieren. Doch es ist völlig normal, dass Sie ab und zu wütend sind: auf Ihren Angehörigen und auf das Schicksal, das Sie getroffen hat.

Hinter jedem Gefühl steckt eine eigene Botschaft oder ein eigener Wunsch. Die verborgene Bedeutung von Wut ist: »Das will ich nicht, es soll sich ändern. Darum wehre ich mich.« Wütend werden ist darum ein Suchen nach Gleichgewicht, nach einer neuen Balance.

Schuldgefühle

Der Begriff Schuldgefühle wurde schon erwähnt. Als Angehöriger eines depressiven Menschen werden Sie dieses Empfinden wahrscheinlich schon mehrere Male bei sich selbst wahrgenommen haben, vielleicht erstmals, als Sie die Diagnose erfuhren oder selbst erkannten, welche Ursache die Veränderung Ihres Angehörigen hatte, und begriffen, dass Sie ihn über eine lange Zeit hinweg falsch beurteilt hatten. »Jetzt weiß ich, dass bei ihm nicht Unwilligkeit vorlag, sondern er nicht mehr konnte.«

Doch auch wenn die Diagnose bereits bekannt ist, kann sich Schuldgefühl bei Ihnen einstellen – etwa, wenn Sie sich dabei ertappen, dass Sie die Geduld verlieren und auf Ihren depressiven Angehörigen wütend werden. »Ich bin ungerecht. Er kann doch nichts dafür, dass er krank ist.«

Wenn Sie ein depressives Kind haben, fühlen Sie sich womöglich schuldig, weil Sie von Therapeuten zu hören bekommen oder irgendwo gelesen haben, dass Sie selbst die Ursache der Depression sind. Es ist noch gar nicht so lange her, dass unter Fachleuten – Psychiatern und Psychologen – der Gedanke Allgemeingut war, der Ursprung psychischer Krankheiten wie zum Beispiel Depressionen sei in der Familie oder der Erziehung zu suchen. Obwohl wir inzwischen wissen, dass die Zusammenhänge komplizierter sind, hat so mancher Helfer seine Meinung noch immer nicht geändert. So bekam ich, während ich dieses Buch schrieb, eine E-Mail eines verzweifelten Vaters, der von seiner Tochter zu hören bekommen hatte, ihre Depression sei von ihm verursacht worden. Sie hatte zu ihm gesagt: »Während der Therapie habe ich herausgefunden, dass du mich in meiner frühesten Jugend missbraucht hast. Ich habe das offenbar all die Jahre verdrängt, aber mein Therapeut hat eine Regressionstherapie bei mir angewendet, und jetzt weiß ich, warum ich ein so schwieriges Leben hatte. Ich hoffe sehr, dass du den Mut hast, es zuzugeben«.

Neben dem Gedanken, etwas falsch gemacht zu haben, kann noch ein anderer Gedanke Schuldgefühle auslösen: der, *nicht genug* getan zu haben. Das Risiko, sich mit diesem Gedanken zu quälen, ist am größten, wenn Sie besonders viel für Ihren Angehörigen tun. Das hat mit dem ebenso merkwürdigen wie grausamen Paradox der freiwilligen Betreuung von Hilfsbedürftigen zu tun: Jene Menschen, die sich besonders um ihre Nächsten kümmern, haben meistens viel mehr Schuldgefühle als jene, die sich diesem Dienst versagen. Erstere meinen, nicht zu genügen, weil sie denken, *noch mehr* tun zu müssen. Sie sehen ja auch öfter und aus größerer Nähe, dass ihr Angehöriger leidet.

Manche Angehörige fühlen sich schuldig, wenn sie spüren, dass sie den anderen nicht mehr lieben. Die Liste der Ursachen von Schuldgefühlen ist damit noch nicht vollständig. Manch ein Angehöriger fühlt sich zum Beispiel schuldig, wenn er ohne den anderen etwas genießt. Noch heftiger sind die Schuldgefühle, wenn es zu einer Einweisung in eine psychiatrische Einrichtung kommt (»Jetzt ist er zwischen all diesen Verrückten«). Kurzum, es gibt wohl hundert Gründe, sich als Angehöriger schuldig zu fühlen. Dass dies so ist, hat mit dem Wesen des Schuldgefühls zu tun: Jeder, der in seinem Leben etwas Schlimmes erlebt, sucht nach Gründen dafür. »Warum ist mir das passiert?« Man grübelt und sucht darum oft so lange, bis man eine Erklärung gefunden hat. Mit der Aussage »Es ist einfach Zufall, ich habe Pech gehabt« können sich die meisten Menschen nicht begnügen: Dann wäre ja das Leben ein einziges großes Lotteriespiel, und die Wirklichkeit und alles, was einem passiert, entzögen sich jeder Lenkung. Darum gibt man lieber sich selbst statt dem Zufall die Schuld. »Hätte ich nur ...« oder »Hätte ich nur nicht ...« und so weiter. Solange man ein einschneidendes Ereignis wie eine Depression den eigenen Fehlern zuschreibt, bedeutet dies, dass man ein solches Geschehen vermeiden kann, wenn man nur besser aufpasst, verständnisvoller ist, mehr Einsatz zeigt. Indem man sich selbst Vorwürfe macht, besiegt man die Machtlosigkeit und behält den Glauben, Regie über das eigene Leben zu führen. Sich selbst die Schuld zu geben ist daher weniger »dumm«, als es den Anschein hat. Da Schuldgefühle eine so wichtige psychologische Funktion erfüllen, treten sie so häufig auf und sind so schwer beherrschbar.

Einsamkeit

Jeder Mensch wohnt auf einer Insel, lebt in seiner eigenen Welt. Die tiefste Sehnsucht der meisten Menschen ist es, eine Insel für zwei Personen zu finden und mit dem anderen zu verschmelzen.

Doch solche Inseln gibt es nicht. Selbst Menschen, die einander unendlich lieben, behalten ihre eigene, unverwechselbare Individualität. Doch da wir uns allein unvollkommen und nicht glücklich fühlen, versuchen wir unser Leben lang, Menschen auf den anderen Inseln um uns herum zu erreichen. Jedes Mal, wenn uns das gelingt, sind wir glücklich. Depressionen hingegen gehören zu jenen Perioden, in denen dies dem Betroffenen nur schwer möglich ist. Er kann die Inseln um sich herum zwar sehen, die dort lebenden Menschen jedoch nicht mehr wirklich erreichen. Während er jetzt mehr denn je Unterstützung und Kontakt braucht, fühlt er sich einsamer als je zuvor.

Menschen, die nicht so eng mit ihm verbunden sind, merken nichts, da sie schon immer einen gewissen Abstand zu ihm hatten. Als Partner, Elternteil, Bruder, Schwester oder Freund eines depressiven Menschen spüren Sie jedoch sehr wohl, dass der Abstand zwischen Ihnen und Ihrem Angehörigen größer geworden ist. Sie vermissen den früheren engen Kontakt. Ebenso wie Ihr Angehöriger werden auch Sie sich bisweilen dadurch einsam fühlen, erst recht, wenn Menschen in Ihrer Umgebung versuchen, Sie zu trösten, indem sie sagen, Sie sähen es zu düster und übertrieben. »Ich merke ihm nichts an.«

Die Einsamkeit kann auch noch andere Ursachen haben. Menschliche Kontakte zu Freunden und Verwandten können jetzt seltener werden oder auf Sparflamme stehen. Dauert die Depression lange an, können sie sogar ganz einschlafen. Vielleicht suchen Sie selbst jetzt seltener Menschen auf, da Sie allein zu ihnen gehen müssten (Ihr Angehöriger geht Kontakten aus dem Weg und will lieber zu Hause bleiben), oder es war Ihr depressiver Angehöriger, der früher die Kontakte pflegte. Möglich ist auch, dass jetzt weniger Besuch kommt; andere meiden jetzt Ihren Angehörigen, weil er keine so angenehme Gesellschaft mehr ist.

So sagt es diese Frau mit großer Selbsterkenntnis:

> Genau wie andere depressive Menschen bin ich aus dem normalen Kreis menschlicher Beziehungen gefallen und auf der Liste derer gelandet, die mal wieder angerufen werden müssen. Wegen meines erbärmlichen Zustandes. Wegen ihrer Schuldgefühle und weil ich früher doch ganz nett war. Völlig zu Recht bin ich auf diesen Listen gelandet, finde ich, denn das ist etwas, das wir Stimmungsgestörte über uns selbst sagen und das eine Selffulfilling Prophecy geworden ist: Wir sind nicht angenehm im Umgang. Wäre ich jemand anders, würde ich meine Gesellschaft nicht suchen.
> (Betsy Udink 2001)

Das Traurigste an der Einsamkeit ist, dass alle anderen bedrückenden Gefühle, die man ohnehin schon hat, durch sie noch schlimmer werden. Einsamkeit gießt Öl ins Feuer von Wut, Angst, Machtlosigkeit und Trauer, erst recht, wenn man für diese traurigen Gefühle kein Ventil hat, sondern alles völlig aus eigener Kraft bewältigen muss.

Einsamkeit ist auch eine Falle. Je einsamer man sich fühlt, desto schwieriger wird es, daran etwas zu ändern. Am Ende sieht man nur noch Mauern um sich, denen man nicht mehr entkommen kann. Man weiß dann gar nicht mehr, wie man Kontakte herstellen soll. Begegnet man dann zufällig doch noch jemandem, kann man oft nichts anderes tun als klagen. Alles, was man an Traurigem in der letzten Zeit erlebt hat, muss dann auf einmal heraus.

Scham

Auch Scham ist ein Gefühl, das Sie vermutlich kennen, wenn Sie einen depressiven Angehörigen haben. Um zu erklären, woher es kommt, erlaube ich mir den folgenden kleinen »Ausflug«:

Vor fünfzig Jahren saß ich mit 48 Jungen und Mädchen in der ersten Klasse der Grundschule. Vor einem Monat hatten wir ein Klassentreffen. Zu dessen Vorbereitung hatten uns die Organisatoren gebeten, uns auf höchstens einem DIN-A4-Blatt vorzustellen. »Während des Klassentreffens kann man unmöglich mit jedem sprechen, und so lernt man einander wieder ein bisschen kennen.« Auf Bitten vieler wurden diese kurzen Vorstellungen zu einem kleinen Buch zusammengefasst. Gestern erhielt ich es und blättere es nun durch. Auffallend ist, dass sich jeder auf die gleiche Weise vorstellt – Sie werden es vielleicht erraten. Denn was tut man, wenn man sich in einer fremden Gesellschaft kurz vorstellen soll? Wahrscheinlich wird man über seine Berufstätigkeit berichten, über den Familienstand und darüber, ob man Kinder hat. Vielleicht erzählt man auch noch etwas über die Familie, der man entstammt, und erwähnt, wie viele Geschwister man hat. Sind die eigenen Kinder schon etwas älter, wird man möglicherweise auch noch sagen, welche Ausbildung sie durchlaufen haben, welchen Beruf sie ausüben oder ob sie ebenfalls schon Kinder haben.

Genauso verfuhren auch meine früheren Klassenkameraden. Doch warum beschränkten sie sich nicht zum Beispiel auf ihre eigene Ausbildung und Karriere? Der Grund ist, dass wir unsere Identität und unser Selbstwertgefühl nicht nur unserer Arbeit entnehmen, sondern auch unserem Familienumfeld. Darum erzählen wir bei einer Vorstellungsrunde auch über unseren Familienstand, unsere Kinder und Enkel.

Jetzt folgt die Hauptbotschaft dieses Abschnitts: Erkrankt Ihr Vater oder Ihre Mutter, Ihr Partner, Kind, Bruder oder die Schwester an einer Depression, berührt dies nicht nur deren Identität, sondern auch Ihre eigene. Sie haben das Gefühl, weniger stolz auf diesen Angehörigen sein zu können. Wenn Ihr Partner eine Depression hat, schämen Sie sich vielleicht auch, wenn jemand anderer über ihn spricht – oder gerade nicht von ihm spricht. Sie fragen sich dann womöglich, ob die anderen denken, seine Depression sei auch ein wenig Ihre Schuld. Dies gilt oft noch mehr, wenn die Depression Ihr Kind getroffen hat. Die meisten Eltern fragen sich, ob sie bei der Erziehung etwas falsch gemacht haben. Vielleicht gilt das auch für Sie, und Sie zerbrechen sich den Kopf über die Frage, ob Sie nicht strenger oder liebevoller hätten sein können oder die Zügel lockerer hätten lassen müssen.

Die stärksten Schamgefühle werden Sie jedoch wahrscheinlich für Ihren Angehörigen empfinden, weil er so schwach und hilflos wirkt oder sich manchmal unpassend verhält, zum Beispiel, wenn er Verabredungen absagt, die ihm zuvor heilig waren, oder wenn er seinen Verpflichtungen nicht mehr nachkommt. Die Scham kann so stark sein, dass man die Depression vor der Außenwelt verschweigt.

Der jüdische Schriftsteller Amos Oz bekennt in seinem autobiografischen Buch *Eine Geschichte von Liebe und Finsternis*, dass er in seiner Jugend mit seinem Vater konspirierte, um die Depression seiner Mutter zu verheimlichen:

> Sogar den Onkeln und Tanten, sogar Großvater und Großmutter sagten Vater und ich nicht die ganze Wahrheit. Wir milderten sie ab. Sprachen von einer schweren Grippe, auch als sie längst keine Grippe mehr hatte. Wir sagten: Migräne, und sagten auch: besonders empfindlich gegen Tageslicht. Und manchmal sagten wir: Sie ist auch sehr müde. Vater und ich bemühten uns, die Wahrheit zu sagen, aber nicht die ganze Wahrheit. Die ganze Wahrheit kannten wir nicht. Aber wir wussten, ohne uns abzusprechen und ohne unsere Versionen einander anzugleichen, dass wir beide keinem Menschen alles sagten, was wir wussten, sondern der Außenwelt immer nur ein oder zwei Fakten offenbarten. Nie sprachen wir, Va-

> ter und ich, miteinander über Mutters Zustand. Wir sprachen nur über die Aufgaben des kommenden Tages, über die Arbeitsverteilung im Alltag und im Haushalt. Kein einziges Mal sprachen wir darüber, was ihr fehle, abgesehen von Vaters häufigem Seufzer: »Diese Ärzte, nichts wissen sie. Gar nichts.«
> (Amos Oz 2004)

Auch Ihrer eigenen Gedanken und Gefühle schämen Sie sich vielleicht, zum Beispiel Ihres Neides anderen gegenüber, die es besser getroffen haben als Sie. Scham empfinden Sie vielleicht auch in Augenblicken, in denen Sie so verbittert sind, dass Sie alles und jeden zum Teufel wünschen – nach dem Motto: »Bin ich nicht glücklich, sollen sie auch nicht glücklich sein!« Schließlich können Sie auch heftige Scham empfinden, wenn Sie sich selbst bei dem Wunsch ertappen, dieser ganzen Situation zu entkommen, Ihren Angehörigen aufzugeben oder den Kontakt mit ihm abzubrechen.

Angst

Von allen menschlichen Gefühlen ist die Angst wahrscheinlich das wichtigste. Sie schützt uns vor Gefahr. Da von einer Depression ebenfalls Gefahr und Bedrohung ausgehen, werden Sie wahrscheinlich auch Angst kennen. Die Gefahr einer Depression liegt in den Symptomen begründet, die nicht nur das Wohlbefinden des depressiven Angehörigen, sondern auch Ihr eigenes Wohlbefinden bedrohen. Auch dass Ihr depressiver Angehöriger immer weniger unternimmt, sich zu isolieren droht, schlecht schläft, weniger isst und dadurch abnimmt, oft auch nicht recht bei der Sache ist, kann Angst bei Ihnen auslösen. Hat die Depression Ihr Kind getroffen, fürchten Sie vermutlich, die Krankheit könnte nicht mehr vorübergehen und Ihr Kind könnte dadurch seine Ausbildung nicht beenden, seine Arbeit verlieren, von seinem Partner verlassen oder in eine psychiatrische Einrichtung eingewiesen werden müssen. Ist Ihr eigener Partner betroffen, treten ebenfalls Ängste auf: Das Familienleben könnte aus dem Lot geraten, die Kinder – so Sie welche haben – könnten Schaden nehmen, da sie unter der Atmosphäre leiden und dadurch auch etwas von der Krankheit abbekommen könnten. Auch die Sorge, eines der Kinder könnte später ebenfalls eine Depression bekommen, wird Sie vielleicht quälen. Und dann ist da noch die ultimative Angst – die vor der Selbsttötung Ihres Partners.

Positive Gefühle

Das chinesische Zeichen für Krise hat zwei Bedeutungen: »Gefahr« und »Chance«. Bekommt ein naher Angehöriger eine Depression, wird das meistens überwiegend negative Empfindungen mit sich bringen; manchmal jedoch weckt sie auch positive Gefühle – zum Beispiel, wenn ein Angehöriger durch die Depression plötzlich auch seine verletzliche Seite sehen und Sie spüren lässt, dass er Sie wirklich braucht. Positive Gefühle können Sie auch erleben, wenn Sie – aus der Not geboren – Aufgaben oder Verantwortlichkeiten von Ihrem Angehörigen übernehmen müssen und bei sich selbst Fähigkeiten entdecken, die Sie noch nicht kannten. (So bekam die Frauenemanzipation im vorigen Jahrhundert dadurch einen enormen Auftrieb, dass während des Ersten und Zweiten Weltkriegs die Männer in den Krieg zogen und Frauen viele ihrer Aufgaben zu Hause übernehmen mussten; so entdeckten und entfalteten sie zuvor ungenutzte und unbekannte Talente.) Vielleicht entdecken Sie jetzt plötzlich eine fürsorgliche Seite, die Sie von sich nicht kannten. Möglicherweise erleben Sie auch durch die Depression, wie sehr Sie Ihren Angehörigen liebten, so, wie er war, ehe die Krankheit zuschlug, und diese Erkenntnis gibt Ihnen die Kraft und Geduld, zu warten, bis die Depression wieder vorüber ist.

Schließlich könnten Sie dank der Depression plötzlich entdecken, welche Werte Ihnen wirklich wichtig sind. Möglicherweise stellen Sie fest, dass materieller Wohlstand nicht wesentlich zu Ihrem Glück beiträgt, sondern dass persönliche Beziehungen und die Bedeutung, die Sie und Ihr Partner füreinander haben, viel wichtiger sind.

6

TIPPS, UM SELBST DURCHZUHALTEN

In diesem Kapitel finden Sie Ratschläge, wie Sie (drohenden) Problemen begegnen oder sie verhindern können. Sie können Ihnen helfen, die Fürsorge besser durchzuhalten und sich weniger niederdrücken zu lassen. Zugleich sollen die Hinweise Ihnen Mut machen.

Nicht alles Folgende wird für Sie brauchbar sein oder Ihrer aktuellen Situation entsprechen. Sie müssen auch nicht *alle* Ratschläge befolgen. Wählen Sie lieber nur jene aus, die Sie am meisten ansprechen, und versuchen Sie, diese für sich zu nutzen.

Setzen Sie sich zuerst Ihre eigene »Sauerstoffmaske« auf

Wenn Sie schon einmal geflogen sind, wissen Sie, dass vor jedem Start Sicherheitshinweise erteilt werden: Bei einem möglichen Druckabfall sollen Sie eine Sauerstoffmaske aufsetzen. Eltern mit Kindern wird geraten, zuerst sich selbst und dann erst dem Kind die Maske aufzusetzen.

Als ich dies zum ersten Mal hörte, war ich erstaunt. Eltern wollen doch, so dachte ich, zuerst das Kind retten und danach sich selbst. Doch nachdem ich über die Vorschrift nachgedacht hatte, konnte ich deren Logik einsehen. Begännen Sie nämlich bei Ihrem Kind, könnten Sie so in Atemnot kommen, dass es Ihnen womöglich nicht mehr gelingt, Ihrem Kind die Maske aufzusetzen, geschweige denn, danach noch die eigene. Dann könnte man auch für das Kind nichts mehr tun.

Auch dem Angehörigen einer depressiven Person ist anzuraten, zuerst für sich selbst zu sorgen. Nur dann werden Sie in der Lage sein, auch den Erkrankten wirksam zu unterstützen. Ihm ist nicht damit gedient, dass Sie zu ihm in sein schwarzes Loch springen. Dann »verhungert« nicht nur er, sondern Sie mit. Nein, Ihrem Angehörigen können Sie am besten helfen, wenn Sie auch Ihr eigenes Leben führen und Ihre Energiereserven mit Ihren Hobbys und anderen bevorzugten Freizeitbeschäftigungen auffüllen. Fühlen Sie sich deshalb nicht etwa schuldig!

Besonders wenn Sie mit dem depressiven Angehörigen unter einem Dach wohnen (sei es Partner, Vater oder Mutter, Bruder oder Schwester), werden Sie mehr Freiraum für sich selbst brauchen. Der Umgang mit einer depressiven Person kostet Sie nämlich mehr Energie als der Umgang mit einem gesunden Mitbewohner. Gönnen Sie sich also täglich etwas Schönes, damit Sie sich auf etwas freuen können, zum Beispiel: Jeden Tag mit einem Ihrer Freunde telefonieren, eine halbe Stunde Klavier spielen oder ungestört Musik hören, eine Zeitschrift oder ein Buch lesen, einen Spaziergang machen, im Garten arbeiten.

Eine der größten Gefahren, die Sie als sorgenden Angehörigen bedrohen können, ist, sich zu isolieren, etwa weil Sie sich schuldig fühlen, wenn Sie allein aus dem Haus gehen, oder weil Sie jetzt derartig durch die Sorge für den anderen in Beschlag genommen sind, dass Ihnen die Kraft fehlt, unter Menschen zu gehen. Kontakte mit anderen Menschen bilden eine der wichtigsten Energiequellen. Es ist daher sowohl in Ihrem eigenen als auch im Interesse Ihres Angehörigen, weiterhin mitmenschliche Kontakte zu pflegen.

So hat es auch diese Partnerin eines depressiven Mannes erlebt:

> Mein Mann leidet an einer Depression, deshalb bin ich mit dem Muster des Sichzurückziehens und Isolierens vertraut, das zu dieser Krankheit gehört. Anfänglich war ich sehr erschrocken über die Vereinsamung, doch je mehr ich meine Interessen und Beziehungen außer Haus suchte, desto mehr fühlte ich mich wieder mit anderen verbunden. Dadurch habe ich jetzt mehr Selbstvertrauen und bin auch besser in der Lage, meinem Mann positive Unterstützung zu geben. Die Suche nach Freunden und Interessen sehe ich jetzt nicht mehr als Verrat an meinem Mann, sondern als etwas, das unsere Beziehung stärker macht.
> (Psychologies 2007)

Seien Sie nicht zu kritisch und überengagiert

Depressive Menschen können Kritik schlechter ertragen als nicht depressive; negative Kritik kommt bei ihnen weitaus stärker an als bei diesen. Sie denken ja ohnehin negativ über sich selbst; Kritik von anderen bewirkt bei ihnen ein noch schlechteres Selbstbild. Selbst bei positivem Feedback sind depressive Menschen geneigt, auf die negativen Elemente der Botschaft zu achten. Sie denken dann: »Siehst du, ich mache es immer falsch.«

Auch zu starkes Engagement für den depressiven Angehörigen oder zu große Nähe zu ihm wirken sich nicht positiv für ihn aus. In diesem Zusammenhang wird in der psychiatrischen Fachliteratur häufig der Begriff *expressed emotion* (EE) benutzt. Dieser verweist auf die Art und Weise, in der die versorgende Person sich spontan über den Patienten äußert, vor allem im Bezug auf den Anteil an Kritik und Feindseligkeit und/oder emotionaler Überbesorgtheit, die diese äußert. Ein hoher EE-Anteil des Partners oder eines anderen Angehörigen ist nicht nur bei psychiatrischen Patienten die sicherste Prognose für eine wiederholte Einweisung in ein Krankenhaus; ein hoher EE-Wert steht auch im Zusammenhang mit erhöhtem Stress und als hoch erlebter Belastung bei den versorgenden Personen (Burns und Rabins 2000).

Eine allzu kritische Haltung wie auch eine zu große Besorgtheit haben also einen negativen Effekt – sowohl auf Ihren depressiven Angehörigen als auch auf Sie selbst. Ihrem depressiven Angehörigen schaden sie, da er sich dann schlechter erholt, und wenn er dann schließlich doch genesen ist, ist sein Risiko, neuerlich depressiv zu werden, größer. (Das ist der Grund, warum ich im 2. Kapitel riet, besser nicht zu urteilen und Ratschläge zu geben. Ihr depressiver Angehöriger wird dies schnell als Kritik erleben. Überdies treten Sie ihm damit für sein Gefühl zu nahe.) Und für Sie selbst hat die Äußerung von Kritik mehr Stress zur Folge. Was beinhaltet es nun tatsächlich, zu häufige Kritik und zu starke Umsorgung zu vermeiden? Zunächst hilft es schon sehr, wenn Sie den Rat, mit dem ich dieses Kapitel begann, in die Praxis umsetzen: Denken Sie zuerst an sich selbst und Ihr eigenes Leben. Damit ermöglichen Sie Ihrem depressiven Angehörigen ebenfalls, sein eigenes Leben zu führen. Überdies dient es der Erkenntnis, dass Sie Ihrem depressiven Angehörigen den Schmerz nicht abnehmen können und dies auch nicht anstreben sollten – es führt nur zu Frustrationen. Eine Frau, die mit einer depressiven Mutter aufwuchs und später selbst eine Depression bekam, drückte es so aus:

> Das Beste, was man tun kann, ist, dem anderen das Leben mit der Depression so weit wie möglich zu erleichtern. Gib ihm zu essen, natürlich, erledige seine Telefonate, aber bedränge ihn nicht. Man muss dem anderen seinen Schmerz lassen, sonst riskiert man, alles zu verlieren, ohne etwas damit zu gewinnen, denn alles, was von außen kommt, ist zwecklos. Das Ergebnis wird sein, dass man sein eigenes Leben verdirbt und der Angehörige immer noch krank ist: eine doppelte Niederlage.
> (Gwyneth Lewis 2004)

Kurzum: Lassen Sie Ihren Angehörigen spüren, dass Sie ihn lieben und sich um ihn kümmern, aber halten Sie auch Abstand – es ist gut für ihn und für Sie selbst. Wenn ein depressiver Mensch zu viel Stress erlebt, tut er wahrscheinlich dasselbe wie Sie: Er zieht sich zurück oder sondert sich ab. Er setzt sich in einen anderen Raum oder geht spazieren. Das ist eine gesunde Art, mit Stress umzugehen. Regen Sie sich nicht allzu sehr darüber auf und mischen Sie sich nicht zu intensiv ein. Machen Sie es genauso, wenn Sie selbst Stress erleben, und erholen Sie sich auf diese Weise.

Allgemeine Regeln, welche Erwartungen realistisch sind und wie man zu viel Kritik und zu viel Nähe verhindert, gibt es nicht. Hier helfen nur Ausprobieren und Auswählen. Am besten ist es, immer wieder mit dem Angehörigen darüber zu sprechen. Fragen Sie ihn, was er sich von Ihnen wünscht, ob Sie zu viel von ihm verlangen, ob er meint, dass Sie zu kritisch sind oder ihm zu wenig Raum lassen. Meist wird Ihr Angehöriger das ganz konkret benennen können.

Es mag für Sie leichter sein, genügend Abstand zu halten, wenn Sie sich bewusst machen, dass es Ihnen größeren Stress verursacht, dem anderen zu nahe zu sein, und dass dies auch das Risiko einer eigenen Depression vergrößert. Aus Untersuchungen wissen wir, dass Menschen, die mit einem depressiven Angehörigen zusammenleben, ein doppelt so hohes Risiko haben, ebenfalls eine Depression zu bekommen. Gefühle sind ansteckend wie Grippe und Erkältung. Bei diesen körperlichen Krankheiten hält man aus diesem Grund von selbst ein wenig Abstand. Tun Sie es bei einer Depression auch. Denn eines ist noch schlimmer als ein depressives Familienmitglied: zwei depressive Familienmitglieder.

Akzeptieren Sie Ihre Gefühle

Im vorigen Kapitel habe ich eine Reihe von Emotionen beschrieben, die Sie möglicherweise erleben, wenn ein Angehöriger eine Depression bekommt. Wie sollten Sie damit umgehen?

Der erste Schritt besteht darin, sie zu erkennen. Manchmal ist dies sogar am schwierigsten. Ziel des vorigen Kapitels war es, Ihnen ein Wiedererkennen zu ermöglichen und Ihnen die Erkenntnis Ihrer Gefühle zu erleichtern. Sie werden wohl jeden Tag einige Augenblicke erleben, in denen Sie jene Empfindungen, die ich im vorigen Kapitel Revue passieren ließ, bei sich aufkommen spüren. Vielleicht sind Sie geneigt, sie augenblicklich zu verdrängen. Versuchen Sie, dies zu vermeiden und sie einfach zuzulassen. Sie sind Signale, die deutlich machen, welche Bedeutung etwas für Sie hat. Eine starke emotionale Bewegung zeigt, dass Ihnen etwas sehr wichtig ist. Wenn Sie also Ihre Emotionen verdrängen, sorgen diese für Spannungen und zehren an Ihren Kräften. Geben Sie ihnen hingegen Raum und schauen Sie ihnen gewissermaßen direkt ins Auge, schwächen sie sich oft ab.

Wenn Sie Gefühle zulassen, werden Sie wahrscheinlich auch solche bei sich entdecken, die Ihnen weniger gefallen. Versuchen Sie, diese nicht zu verurteilen. Trauer, Verzweiflung, Verbitterung, Scham, Wut, Eifersucht und so weiter – all das ist normal. Wenn Sie auf den anderen wütend sind, heißt das nicht, dass Sie ihn nicht (mehr) lieben. Und selbst wenn Sie den anderen tatsächlich nicht mehr lieben, ist dies kein Grund, sich selbst zu verurteilen. *Gedanken sind frei*, lautet eine Redewendung. Nicht nur Gedanken, auch Gefühle sind frei. So gern wir es hätten: Niemand von uns hegt ausschließlich edle Empfindungen, jeder hat neben positiven auch negative Emotionen. Diese machen Sie nicht zu einem schlechten Menschen – dazu müssen schon schlechte Taten kommen.

Falls es Ihnen sehr schwerfällt, Ihre Gefühle zu akzeptieren, kann Ihnen vielleicht folgendes Gedankenexperiment helfen: Stellen Sie sich vor, Sie träfen jemanden, der sich in der gleichen Situation wie Sie selbst befindet. Stellen Sie sich zudem vor, dieser äußere seine Gefühle Ihnen gegenüber. Zufällig – oder gerade nicht zufällig – stellt sich heraus, dass auch diese den Ihren gleichen. Würden Sie ihn verurteilen?

Unangenehme Gefühle haben ihren Ursprung oft in der menschlichen Neigung, sich ständig mit anderen zu vergleichen. Das sollten Sie möglichst vermeiden: Die sicherste Art, sich selbst in ein schwarzes Loch zu befördern, ist, nach anderen zu schauen, die es Ihrer Ansicht nach im Leben besser getroffen haben als Sie selbst. Oft kennen Sie ja nicht die wirkliche Geschichte der Person, mit der Sie sich vergleichen. Im vergangenen Jahr habe ich acht Folgen des TV-Programms *Das schönste Mädchen der Klasse* verfolgt. Es fiel mir auf, dass auch diese Frauen, die während ihrer Schulzeit wegen ihrer Schönheit beneidet wurden, zwanzig bis vierzig Jahre später eine ganze Portion Leid und Rückschläge hinter sich hatten. So waren alle acht mindestens einmal geschieden.

Oft werden Ihre Emotionen mit Ihrem depressiven Angehörigen verbunden sein. Dann sollten Sie diese mit ihm besprechen. Mancher vermeidet das, weil er denkt, er belaste damit den anderen oder dieser werde es ohnehin nicht begreifen. Diese Ängste sind oft unbegründet. Oft ist es sehr wohl möglich, über Gefühle zu sprechen, und der Angehörige ist durchaus in der Lage, aufmerksam zuzuhören. Ein solches Gespräch kann zu beiderseitigem Verständnis und Annäherung führen.

Falls Sie nicht mit Ihrem Angehörigen sprechen können, weil er unerreichbar ist oder Sie einen Konflikt mit ihm haben, sollten Sie versuchen, einen anderen Menschen zu finden, dem Sie vertrauen können. Hierbei kann der folgende Rat hilfreich sein: Viele Menschen möchten durchaus gern einem anderen verstehend zuhören, schrecken dann aber doch davor zurück. Sie befürchten nämlich, dass sie, wenn sie erst einmal zugestimmt haben, ständig angerufen werden könnten oder bei jedem Kontakt »Klagelieder« anhören müssen. Diese Sorge können Sie sicher zerstreuen, indem Sie mit dieser Person Ihres Vertrauens im Vorwege genaue Absprachen über Häufigkeit, Zeitpunkt und Dauer der Gespräche treffen, die Sie mit ihr über Ihre Gefühle führen wollen. Sie könnten zum Beispiel vorschlagen, in den kommenden zwei Monaten einmal pro Woche eine halbe Stunde lang zu einem festen Zeitpunkt miteinander zu telefonieren. Eine solche Verabredung gibt beiden Gesprächspartnern die nötige Ruhe: Sie wissen dann ja beide, woran Sie sind.

Noch ein anderer Grund lässt manche davor zurückschrecken, als fester Gesprächspartner zu fungieren: Sie meinen, es reiche nicht aus, zuzuhören; sie müssten dem anderen auch seine Sorgen und Probleme abnehmen oder sie lösen. Da sie fürchten, dies nicht verwirklichen zu können, halten sie sich nicht für geeignet. Es ist darum sinnvoll, von vornherein wissen zu lassen, dass Sie vor allem ein aufmerksames Ohr benötigen und Lösungen und Ratschläge gerade nicht erwarten.

Wie sollten Sie Ihre Geschichte am besten darstellen? Aus Untersuchungen geht hervor, dass das Sprechen allein nicht sehr weiterhilft. Nur berichten, wie böse, verzweifelt oder schuldig Sie sich fühlen, »hilft nicht«. Über Ihre Emotionen zu sprechen hilft nur, wenn Sie so genau wie möglich die gesamte Situation schildern, die zu ihnen geführt hat. Jene alltäglichen Vorfälle, Ereignisse und Erlebnisse, die Ihre Gefühle auslösen, sollten Sie ebenfalls darstellen, je detaillierter, desto besser. Dadurch versteht nicht nur der andere Ihre Situation besser, sondern Sie selbst auch. Sie erkennen dann nämlich, woher Ihre Gefühle kommen. Sie bekommen dadurch nicht nur diese, sondern auch Ihr Leben insgesamt besser in den Griff: Es entsteht Ordnung im Chaos der Empfindungen.

Vielleicht ist es schwierig, jemanden in Ihrer Umgebung zu finden, mit dem Sie über Ihre Gefühle sprechen können. Oder Sie wissen zwar jemanden, haben aber Sorge, die Beziehung könnte darunter leiden, wenn Sie sich verletzlich zeigen. In beiden Fällen kann der Kontakt mit Schicksalsgenossen Erleichterung bieten. Diese werden Sie oft besser verstehen, weil sie sich in der gleichen Lage befinden wie Sie. Aus diesem Grund organisieren die meisten psychiatrischen Einrichtungen Kurse für Angehörige der Patienten, in denen Informationen über Depressionen vermittelt und Erfahrungen mit Leidensgenossen ausgetauscht werden können.

Die direkteste und befriedigendste Art, mit den genannten emotionalen Belastungen umzugehen, ist, jene Situationen zu beenden, die Ihre Energie aufsaugen. Wenn es Ihnen unangenehm ist, innerhalb einer Gruppe Ihre Situation zu schildern, gibt es noch die Möglichkeit, professionelle Hilfe zu suchen. Denken Sie an Hausarzt, Gemeindeschwester, Sozialarbeiter, Pfarrer oder einen anderen geistlichen Berater. Professionelle Hilfe sollten Sie dann ernsthaft in Betracht ziehen, wenn Gespräche mit Ihrem Angehörigen, mit einer Vertrauensperson oder mit Leidensgenossen Ihnen keine Erleichterung verschaffen.

Vielleicht sind Sie ein Mensch, der nicht so leicht über Gefühle spricht. Haben Sie dann einmal daran gedacht, sie aufzuschreiben – zum Beispiel in Form eines Tagebuches, in das Sie sowohl die angenehmen als auch die negativen Empfindungen notieren? Aus Untersuchungen hat sich ergeben, dass Menschen, die ein Tagebuch führen, großen Nutzen daraus ziehen und sich wohler fühlen als jene, die es nicht tun. Der Grund für die heilende Wirkung des Schreibens liegt darin, dass es den Schreiber dazu nötigt, Gedanken und Gefühle zu ordnen und diese mit einem gewissen Abstand zu betrachten. Das hilft sehr, die Regie über das eigene Seelenleben zurückzugewinnen und Seelenruhe zu finden.

Rechnen Sie nicht mit Verständnis

Wenn Sie schließlich den Mut aufgebracht haben, Ihre Geschichte zu erzählen, sollten Sie nicht automatisch mit dem Verständnis der Person rechnen, der Sie Ihr Herz ausschütten. Nur wenige Menschen (inklusive professioneller Helfer) sind in der Lage, in *jeder* Hinsicht richtig und verständnisvoll zu reagieren. Meistens hat dies nicht mit Unwillen zu tun, sondern im Gegenteil: mit dem Bemühen, Ihnen zu helfen. Der Gesprächspartner möchte Ihnen gerade helfen, von Ihren schmerzlichen Gefühlen loszukommen, und denkt, er könne dies am besten erreichen, indem er Ihnen Trost zuspricht, Lösungen anbietet und Ratschläge gibt. Durch Bemerkungen wie »Das Leben geht weiter«, »Jeder hat mal eine schwierige Periode«, »Es kommen auch wieder bessere Zeiten«, »Versuchen Sie doch einmal, eine Woche Ferien zu machen« versucht er, Ihnen über die schwierige Zeit hinwegzuhelfen. Wenn Sie sich selbst gegenüber ehrlich sind, werden Sie wahrscheinlich einräumen müssen, dass Sie sich ebenfalls schon einmal so verhalten haben. Vielleicht finden Sie es sogar jetzt noch schwierig, den richtigen Ton zu treffen, wenn jemand Unterstützung bei Ihnen sucht. Das Richtige im richtigen Augenblick zu sagen ist nun einmal unendlich schwierig.

Der Ehemann einer Frau mit einer schweren Depression bekennt, dass es selbst für ihn oft schwierig ist, den anderen Teilnehmern einer Gruppe von Angehörigen depressiv erkrankter Menschen das Richtige zu sagen:

> Wenn dort jemand seine Geschichte erzählt, muss man verdammt genau darüber nachdenken, was man sagt und wie man denjenigen aufmuntern soll – obwohl man doch genau weiß, wie es ist. Darum nehme ich es Menschen nicht übel, wenn sie damit nicht umgehen können. Es ist so ungeheuer schwierig.

Außer der Tatsache, dass andere nicht recht wissen, was sie nun genau sagen sollen, gibt es noch viele andere Gründe, aus denen sie Ihnen nicht immer die Unterstützung und das Verständnis bieten, das Sie brauchen. Einer wurde schon erwähnt: die Angst, zukünftig ständig mit »Klageliedern« belästigt zu werden, sobald man sich zur Verfügung stellt. Andere häufige Gründe sind:

- Die Konfrontation mit dem Elend und der Trauer eines anderen führt dazu, dass man sich seiner eigenen Verletzlichkeit bewusst wird. »So etwas kann mir auch passieren, daran möchte ich lieber gar nicht denken.«

- Manche Menschen haben nie gelernt, vernünftig mit Trauer und Schicksalsschlägen umzugehen. »Meine Eltern sagten immer: ›Nicht jammern!‹«
- Viele meinen, nicht geeignet zum Helfen zu sein. »Für so etwas stehe ich ihr oder ihm nicht nahe genug.«
- Angst, von eigenen Gefühlen übermannt zu werden. »Wenn sie erzählt, was sie mitgemacht hat, fange ich selbst an zu weinen.«
- Angst, durch ein Gespräch alles noch zu verschlimmern und dem anderen noch mehr Schmerz zu verursachen. »Wer weiß, was ich alles in Gang setze.«

Bei dieser Aufzählung fällt auf, dass Unverständnis eher mit menschlichen Begrenzungen und Unzulänglichkeiten als mit Herzlosigkeit und mangelndem Interesse zu tun hat. Dieses Wissen hilft Ihnen vielleicht, mit der Verständnislosigkeit anderer umzugehen und weniger verletzt zu sein, wenn Sie wieder einmal eine enttäuschende Erfahrung machen.

Wenn andere wissen, dass Ihr Angehöriger an einer Depression leidet, werden Sie auch mit deren Auffassungen konfrontiert sein. Die anderen werden dann zwar nicht explizit äußern, was Sie ihrer Meinung nach tun und lassen sollen. Ob Sie etwa Ihren Angehörigen dazu bewegen sollten, Antidepressiva zu nehmen oder ihn im Gegenteil eher davon abhalten müssten. Oder ob Sie Ihren Angehörigen aktivieren oder ihn besser schonen und in Ruhe lassen sollten; mit ihm in Urlaub fahren sollten – oder lieber nicht. Und so weiter.

Seien Sie aber darauf vorbereitet und machen Sie sich die Tatsache auch bewusst, dass es Ihnen nicht gelingen wird, es in den Augen anderer immer richtig zu machen. Verlassen Sie sich daher nicht auf das Urteil anderer, sondern ziehen Sie dieselbe Konsequenz wie der Vater in der folgenden orientalischen Geschichte:

> Ein Vater zog mit seinem Sohn und einem Esel in der Mittagsglut durch die staubigen Gassen von Keshan. Der Vater saß auf dem Esel, den der Junge führte. »Der arme Junge«, sagte da ein Vorübergehender. »Seine kurzen Beinchen versuchen, mit dem Tempo des Esels Schritt zu halten. Wie kann man so faul auf dem Esel herumsitzen, wenn man sieht, dass das kleine Kind sich müde läuft.« Der Vater nahm sich dies zu Herzen, stieg hinter der nächsten Ecke ab und ließ den Jungen aufsitzen. Gar nicht lange dauerte es, da erhob schon wieder ein Vorübergehender die Stimme: »So eine Unverschämtheit. Sitzt doch der kleine Bengel wie ein Sultan auf dem Esel, während sein alter, armer Vater nebenherläuft.« Dies schmerzte den Jungen, und er bat den Vater, sich hinter ihn auf den Esel zu setzen. »Hat man so etwas schon gesehen?«, keifte eine schleierverhangene Frau. »Solche Tierquälerei! Dem armen Esel hängt der Rücken durch, und der alte und der junge Nichtsnutz ruhen sich auf ihm aus, als wäre er ein Diwan, die arme Kreatur!« Die Gescholtenen schauten sich an und stiegen beide, ohne ein Wort zu sagen, vom Esel herunter. Kaum waren sie wenige Schritte neben dem Tier hergegangen, machte sich ein Fremder über sie lustig: »So dumm möchte ich einmal sein! Wozu führt ihr den Esel denn spazieren, wenn er nichts leistet, euch keinen Nutzen bringt und noch nicht einmal einen von euch beiden trägt?« Der Vater schob dem Esel eine Handvoll Stroh ins Maul und legte seine Hand auf die Schulter seines Sohnes. »Gleichgültig, was wir machen«, sagte er, »es findet sich doch jemand, der damit nicht einverstanden ist. Ich glaube, wir müssen selbst wissen, was wir für richtig halten.«
> (Nossrat Peseschkian 1979)

Vergeben Sie sich Ihre Fehler

Es ist eine psychologische Gesetzmäßigkeit, dass ein Mensch erst dann einen Schlussstrich unter ein ihm zugefügtes Leid ziehen kann, wenn er dem Täter vergeben hat. Solange das Opfer dies nicht tut, ist es noch in seiner Vergangenheit gefangen.

Mit eigenen Fehlern und Fehlschlägen ist es nicht anders. Wenn Ihr Angehöriger eine Depression hat, werden Sie unweigerlich hin und wieder ihm gegenüber aus der Haut fahren, herzlos und missgelaunt sein, die Geduld verlieren, egoistisch und neidisch auf andere sein, die es besser haben, und so weiter. Versuchen Sie, dies nicht durch Selbstvorwürfe noch schlimmer zu machen und sich dadurch das Leben zusätzlich zu erschweren. Verzeihen Sie sich selbst, wie Sie auch anderen verzeihen. Natürlich ist es nicht schön, Fehler zu machen, aber indem Sie sich selbst verzeihen, nehmen Sie sich die Last des Stresses, der mit Selbstvorwürfen einhergeht, von den Schultern. Das verkleinert sogar das Risiko, erneut Fehler zu machen.

Kurzum, geben Sie zu: Sie sind auch nur ein Mensch aus Fleisch und Blut, der wie jeder andere Fehler macht. Verzeihen Sie sich daher immer wieder und wieder.

Informieren Sie die Menschen in Ihrer Umgebung

Wussten Sie etwas über Depressionen, ehe Ihr Angehöriger daran erkrankte? Kannten Sie die Symptome und wussten Sie damit umzugehen? Wahrscheinlich nicht. Vielleicht haben Sie dieses Buch ja gerade in der Hoffnung gekauft oder ausgeliehen, dadurch etwas mehr über Depressionen und den Umgang damit zu erfahren.

Dasselbe Wissen, das Ihnen hilft, kann auch den Menschen in Ihrer nächsten Umgebung helfen. Sie können davon ausgehen, dass sie ebenso wenig von dieser Krankheit wissen wie Sie selbst, als Sie noch nichts damit zu tun hatten. Erklären Sie ihnen darum, was eine Depression ist und wie sie am besten mit Ihrem Angehörigen umgehen sollten. Lassen Sie sie, falls nötig, ebenfalls dieses Buch lesen. Dies verhindert, dass sie in den Kreislauf depressiver Interaktion geraten und sich zurückziehen, weil sie das Verhalten Ihres Angehörigen falsch deuten.

Sagen Sie ihnen auch, welche Bedürfnisse Sie haben. Niemand kann Ihre Gedanken lesen. Wenn Sie mit Ihrem depressiven Angehörigen zusammenleben, verabreden Sie sich möglicherweise lieber bei Ihren Freunden als im eigenen Haus, da Sie dann im wortwörtlichen wie übertragenen Sinne für eine Weile hinauskommen. Lassen Sie dies Ihre Freunde wissen, ebenso wie Ihren möglichen gegenteiligen Wunsch, sich gerade jetzt lieber öfter bei Ihnen zu Hause mit ihnen zu treffen, weil Ihr Angehöriger aufblüht, wenn jemand zu Besuch kommt.

Leben Sie so weit wie möglich in der Gegenwart

Angehörige von depressiven Menschen, die nur wenig über Stress und Spannungen klagen, haben häufig eines gemeinsam: Sie schauen meist nicht weit voraus, sondern leben so weit wie möglich in der Gegenwart.

Versuchen Sie einmal, eine Stunde lang darauf zu achten, wie oft Ihre Gedanken in die Zukunft abdriften, wobei Sie sich vor allem Kummer, Probleme und Unannehmlichkeiten vorstellen. Womöglich ertappen Sie sich selbst bei düsteren Voraussagen und sagen etwa zu sich selbst: »Ich weiß genau, dass ich heute Nacht wieder kein Auge werde schließen können und morgen wieder völlig fertig bin.« Wenn Sie das tun und so der Zukunft vorgreifen, werden Sie wahrscheinlich jetzt schon müde sein. Hinzu kommt, dass Sie schon jetzt von allem, was geschehen kann, belastet sind – genau so, wie ein altes niederländisches Volkslied uns wissen lässt: »Der Mensch oft wohl am meisten bangt / vor Not, die nie zu ihm gelangt. / Manch einer sich so Leiden macht, / das Gott ihm nicht hat zugedacht.«

Außer dass Sie Ihre mentale Energie mit dem verschwenden, was möglicherweise in der Zukunft geschieht, können Sie auch noch in der Vergangenheit gefangen sein, indem Sie sich über Dinge erregen, die bereits geschehen sind. Auch dies bringt Sie nicht weiter: Was hinter Ihnen liegt, können Sie nicht mehr beeinflussen oder zurückdrehen.

Leben Sie daher so weit wie möglich in der Gegenwart und versuchen Sie, sich so wenig wie möglich über das Morgen zu sorgen. Denn es gibt nichts, was mehr Energie erfordert und mehr Stress schafft, als sich über alles zu sorgen, was geschehen kann, und erst recht, was alles misslingen kann. Ständig mit Untergangsstimmung im Kopf umherzulaufen vergällt die Lebensfreude.

Je mehr Sie jedoch in Ihrer Tätigkeit aufgehen, desto mehr Befriedigung werden Sie empfinden und desto weniger Leiden werden Sie quälen. Es ist, als hätte man Zahnschmerzen und würde dabei ein fesselndes Fersehprogramm anschauen. Solange man konzentriert schaut, wird man den Schmerz weniger spüren.

In der Gegenwart leben bedeutet nicht, blind zu sein für alles, was die Zukunft bringt, und sich nicht darauf vorzubereiten. Es hilft schon sehr, hin und wieder bewusst vorauszuschauen und sich etwa die Frage zu stellen, welche Probleme man in der Zukunft erwarten und wie man sich darauf vorbereiten kann. In der Gegenwart leben heißt, nach der Beantwortung dieser Frage den größten Teil des Tages »den Schalter umzulegen« und sich auf das Heute zu konzentrieren.

Konzentrieren Sie sich auf Probleme, die Sie verändern können

Der Herr gebe uns die Gelassenheit,
Dinge hinzunehmen, die wir nicht ändern können,
den Mut, Dinge zu ändern, die wir ändern können,
und die Weisheit, das eine vom anderen zu unterscheiden.

Dieses kurze Gebet, das der deutsche Theologe Dr. Reinhold Niebuhr 1935 schrieb, enthält eine der wichtigsten Lebensweisheiten. Manche Menschen verwenden unnötig viel Energie darauf, sich gegen Dinge aufzulehnen, die nicht mehr zu ändern sind. Sie können sich nicht mit der Realität abfinden. Andererseits gibt es auch Menschen, die über Probleme klagen und schimpfen, obwohl diese durchaus veränderbar wären.

Gerade schrieb ich: »Es hilft schon sehr, hin und wieder bewusst vorauszuschauen und sich etwa die Frage zu stellen, welche Probleme man in der Zukunft erwarten und wie man sich darauf vorbereiten kann.« Die direkteste und befriedigendste Art, mit Stress umzugehen, ist die, Situationen, die energieraubend sind, zu beenden. Sie werden jetzt verstehen, worauf ich hinauswill. Nehmen Sie sich hin und wieder die Zeit, bei Problemen zu verweilen, mit denen Sie jetzt – oder möglicherweise zukünftig – konfrontiert sind, und stellen Sie sich dann die Frage: »An welchen Problemen kann ich etwas ändern – mit welchen muss ich mich abfinden?«

Die folgende einfache Methode kann hierbei nützlich sein. Nehmen Sie sich ein Blatt Papier oder setzen Sie sich an den

Computer. Schreiben Sie die Probleme auf, die Sie belasten. Beschränken Sie sich auf sieben Probleme. Stellen Sie sich dann bei jedem die Frage: »Ist es lösbar oder nicht?« Setzen Sie hinter die unlösbaren ein »Nein« und die Erläuterung: »Lernen, damit zu leben.«

Wählen Sie dann eines der lösbaren Probleme, auf das Sie sich jetzt und in der nächsten Zeit konzentrieren wollen. Beschränken Sie sich bewusst auf dieses eine Problem, denn dann haben Sie die größte Chance auf Erfolg. Generäle wissen es schon sehr lange: Krieg an zwei oder mehr Fronten zu führen ist äußerst schwierig.

Stellen Sie dann einen einfachen Plan auf, wie Sie dieses eine Problem lösen können. Bedenken Sie zunächst so viele Lösungen wie möglich und wählen Sie dann jene Lösung, die Sie am meisten anspricht. Verabreden Sie mit sich selbst auch, wann Sie damit beginnen wollen. Beziehen Sie am besten auch andere Menschen mit ein und erzählen Sie ihnen davon. Wenn Sie andere informieren, haben Sie mehr Durchhaltevermögen, weil Sie sich ihnen gegenüber nicht blamieren wollen.

Geraten Sie nicht in soziale Isolation

Wenn Ihr Nächster depressiv ist, kann es vorkommen, dass Sie aus Ihrem Haus fliehen, weil Sie unter der bedrückenden Atmosphäre der Depression leiden. Eine größere Gefahr besteht darin, dass Sie viel mehr zu Hause sind als zuvor, besonders wenn Ihr depressiver Angehöriger derjenige war, der der Initiator der Kontaktpflege war und jetzt nicht mehr die Energie und die Perspektive dafür hat. Andere mögliche Gründe, warum Ihre sozialen Kontakte abnehmen werden, sind, dass Sie das Gefühl haben, dass Ihr depressiver Angehöriger Sie zu Hause braucht und Sie so viel wie möglich um sich haben will. Sie fühlen sich schuldig, wenn Sie andere Menschen ohne Ihren Angehörigen treffen, oder trauen sich aus Scham für Ihren Angehörigen nicht mehr, andere Menschen einzuladen. Ich habe gerade bewusst das Wort »Gefahr« verwendet. Der Kontakt mit anderen ist eine der wichtigsten Quellen der Lebensenergie. Es liegt daher in Ihrem eigenen Interesse und dem Ihres depressiven Mitmenschen, weiterhin andere Menschen zu treffen und Ihre Kontakte zu pflegen. Vereinbaren Sie mit ihm, dass Sie allein gehen werden. Versuchen Sie, sich deswegen nicht schuldig zu fühlen. Erinnern Sie sich an das, was Sie im Abschnitt »Setzen Sie sich zuerst Ihre eigene Sauerstoffmaske auf« gelesen haben.

Nehmen Sie sich jeden Tag Zeit für sich selbst, um etwas Angenehmes zu tun

Eine der beliebtesten und effektivsten Behandlungsformen – siehe Kapitel 3 – ist die kognitive Verhaltenstherapie. Therapeuten, die diese Therapie anwenden, fragen den Patienten mit einer Depression fast standardmäßig, ob er Aktivitäten aufgegeben hat, die er zuvor als angenehm empfunden hat. Die Antwort auf diese Frage ist oft positiv. Ein wichtiges Ziel der Therapie ist es daher, den Patienten zu stimulieren, den Faden wieder aufzunehmen. Warum? Wie soziale Kontakte sorgen auch angenehme Aktivitäten für Energie.

Das gilt nicht nur für Menschen mit einer Depression, sondern für alle! Wenn Sie bisher noch nicht an einer schlechten Stimmung leiden, können Sie dies verhindern, indem Sie weiterhin erfreuliche Aktivitäten unternehmen.

Beispiele für unterhaltsame Aktivitäten sind: ein kurzer Spaziergang, eine Lieblingsserie ansehen, ein Buch oder eine

Zeitschrift lesen, ein Kreuzworträtsel lösen, Klavier spielen, im Garten arbeiten, eines der (Enkel-)Kinder oder Freunde anrufen, Musik hören.

Am besten – wenn möglich – wählen Sie diese angenehme Aktivität direkt nach etwas, das Sie nicht mochten. Oder nach einer bestimmten Aufgabe, die Sie für eine täglich wiederkehrende Aufgabe halten. Sie können zwei Fliegen mit einer Klappe schlagen. Sie vermeiden es, die täglich wiederkehrende Aufgabe zu verschieben oder jedes Mal mürrisch zu werden. Und Sie machen die Last leichter, denn es gibt immer etwas Angenehmes im Gegenzug.

Achten Sie auf Spannungssignale und nehmen Sie sie ernst

Das Zusammenleben mit einem nahestehenden Menschen, der an einer Depression leidet, kann sehr belastend sein. Der Zweck dieses Kapitels ist es, Ihnen Tipps zu geben, die Ihnen helfen, geistig und körperlich fit zu bleiben.

Woher wissen Sie, dass Sie zu viel von sich verlangen und auf dem Weg sind, sich zu überfordern? Ihr Körper und Geist werden Sie warnen, wenn Sie zu viel von sich selbst verlangen. Sie senden dann Warnsignale aus. Diese können sich körperlich, psychisch oder im Verhalten ausdrücken. Beispiele für körperliche Signale sind: Kopfschmerzen, Bauch- oder Darmbeschwerden, Schmerzen in Nacken, Schulter oder Rücken, Schwindel, zunehmende Müdigkeit. Häufige psychische Signale sind: Nervosität, Vergesslichkeit, Aufregung, Grübeln, Lethargie, Unfähigkeit zum Genießen. Beispiele für Verhaltensweisen von Stress sind: Unruhe, schnelle Wut, mehr Rauchen und Trinken, Klagen und Meckern.

Wenn Sie zu viel von sich selbst verlangen, werden Sie wahrscheinlich in allen drei Bereichen Anzeichen vorfinden. Jeder Mensch hat eine Schwachstelle. Wenn es zu viel wird, tritt hier zunächst die Überlastung auf.

Wenn Sie Ihre Signale nicht ernst nehmen, besteht die Gefahr, dass sich diese konstant verschlechtern. Spannung wird mit der Zeit zu Überforderung, Müdigkeit zu Übermüdung, Trübsinn zu Depression. Wenn Sie also einige der gerade genannten Symptome bemerken und diese länger als normal andauern oder sich verschlechtern, wenden Sie sich bitte an Ihren Hausarzt. Sie können sich auch an die informelle Betreuungsstelle in Ihrer Nähe wenden oder einen anderen Leistungserbringer konsultieren, dem Sie vertrauen.

Wenn Sie Ihre Grenzen und Möglichkeiten überschreiten, besteht auch die Gefahr, dass Sie gleichgültig werden. Sie reagieren kurz angebunden und sind schnell gereizt. Schließlich haben Sie genug mit sich selbst zu tun. Irgendwann wird Ihr Körper oder Geist Sie zur Ordnung rufen. Dann gibt es zwei Patienten statt nur einen.

Respektieren Sie die gegenseitigen Unterschiede im Verarbeitungsstil

Menschen, die an Depressionen leiden, haben oft fast kein normales Leben mehr. Sie alle stehen in unterschiedlichem Maß vor ähnlichen Problemen: Müdigkeit, Unlust, nach draußen zu gehen, keine normalen sozialen Beziehungen zu Familie, Freunden oder Bekannten, keine Lust auf Fernsehen, Lesen, Aktivitäten oder was auch immer. Alles ist zu viel. Kurz gesagt, es ist eine lange Reihe von Verlusten.

Wie alle Verluste müssen auch diese verarbeitet werden.

Wie jemand einen Verlust verarbeitet, ist sehr persönlich. Der eine will reden, der andere zieht sich zurück und hüllt sich in Schweigen. Der eine leugnet die Realität für eine sehr lange Zeit (»Nichts ist falsch mit mir«), der andere erkennt sehr schnell, dass etwas nicht in Ordnung mit ihm ist. Nicht nur die Person mit der Depression hat mit der Tatsache zu kämpfen, dass sie nicht mehr die alte ist, sondern auch ihre unmittelbare Umgebung. Die Art und Weise, wie Ihr Angehöriger und Sie selbst den Schmerz des Verlustes zulassen und ausdrücken, kann ebenfalls sehr unterschiedlich sein. Es kann sein, dass Ihr Nächster kaum über seine Gefühle sprechen will, obwohl Sie es wollen. Auch das Gegenteil ist möglich. Große Unterschiede in der Verlustverarbeitung können zu Unverständnis und großen Spannungen führen. Vor allem, wenn einer von beiden (oder beide) seine Methode als die einzig richtige oder beste beurteilt.

Es ist daher wichtig, zu erkennen, dass es keine gute oder beste Methode gibt und es gilt, den Verarbeitungsstil des anderen zu respektieren. Nicht oder viel darüber reden zu wollen ist für die betreffende Person jeweils die richtige Methode.

Holen Sie sich Unterstützung im Glauben

Mein Vater erkrankte im Alter von achtundfünfzig Jahren an der Parkinsonkrankheit und einige Jahre später auch an Demenz. Sein Leidensweg dauerte insgesamt zwanzig Jahre. Wie viele andere Menschen mit Parkinson hatte auch mein Vater Perioden, in denen er sehr depressiv war. In solchen Augenblicken rief er zum Beispiel, wir sollten doch ein Beil aus dem Schuppen holen. »Schlag mir damit den Kopf ab!« Meine Mutter hat all die Jahre für ihn gesorgt. Aus direkter Nähe konnte ich also sehen, wie schwer es für sie war. Seit fünf Jahren leidet sie jetzt selbst an Demenz. Sie weiß sich der schweren Zeiten mit meinem Vater jedoch noch gut zu entsinnen. Sehr oft sagt sie jetzt: »Ohne meinen Glauben hätte ich es nicht geschafft. Ich habe viel gebetet und daraus so viel Kraft geschöpft.« Meine Mutter ist nicht die Einzige, die während einer schwierigen Phase im Leben Halt im Glauben findet.

Darum dieser Rat für den, der gläubig ist: Beten Sie! Bitten Sie um Erleichterung des Leidens für Ihren Angehörigen und um seine Genesung. Bitten Sie für sich selbst um Kraft, Geduld, Toleranz und den kreativen Einsatz Ihrer Fähigkeiten. Bitten Sie auch darum, dass Ihr Angehöriger gestärkt aus dieser Depression herauskommt und aus ihr lernt. Bitten Sie um dasselbe für sich selbst. Bitten Sie darum, dass diese Krise Sie einander näherbringt.

ANMERKUNGEN

1 Wahrscheinlich schauen die niederländischen Therapeuten, die ihre Patienten nach der klassischen Psychoanalyse behandeln, neidisch auf ihre deutschen Kollegen, denn im März 2010 wurde in den Niederlanden diese Methode aus dem Versicherungskatalog gestrichen, da kein ausreichender wissenschaftlicher Beweis für ihre Wirkung vorliegt.

2 SSRI = Selective Serotonin Reuptake Inhibitor = selektiver Serotonin-Wiederaufnahmehemmer

3 Im Jahr 2005 erschien in den Niederlanden die sogenannte Multidisziplinäre Richtlinie, entwickelt von den Vertretern fünf wichtiger Berufsorganisationen – Hausärzte, Psychiater, Krankenpfleger, Psychologen und Psychotherapeuten – sowie einiger großer Klienten- und Familienorganisationen (CBO & Trimbos-instituut 2005). Im Jahr zuvor war in England die Nice-Richtlinie erschienen (National Institute for Clinical Excellence 2004), die ich im Zusammenhang mit Mindfulness bereits erwähnt habe. Seither erschienen bereits Neuauflagen beider Richtlinien.

In Deutschland gibt es (noch) keine spezielle Richtlinie für die Behandlung von Depressionen, wohl aber eine »Richtlinie Psychotherapie«, die sich auf die psychotherapeutische Behandlung seelischer Krankheiten im Allgemeinen bezieht. Ich nehme mir die Freiheit, an einigen Stellen von den genannten Richtlinien abzuweichen oder zu erklären, welche Optionen mir persönlich am besten erscheinen. Dabei werde ich jeweils meine Auswahl begründen, sodass Sie sich Ihr eigenes Urteil bilden können.

4 Mehr noch: Bei einer Studie über Patienten, die wegen Depression behandelt wurden, führte Verhaltenstherapie nicht nur zu einer höheren Aktivität an der Unterseite des präfrontalen Kortex, wie es auch bei Antidepressiva geschieht, sondern auch zu einer auffallenden Zunahme der Aktivität des Gyrus Cinguli und des Hippocampus. Auch die Gefühlskontrolle und das Gedächtnis verbesserten sich. (Mark Mieras 2007)

ZITIERTE LITERATUR

Nicht in Deutschland erschienene Titel wurden nach den niederländischen Ausgaben von Eva Grambow übersetzt.

ANONYMUS: Vrouwen. Leserbrief an die Libelle (niederländische Frauenzeitschrift) 5, 2005

BAKKER, Jaap Berend: Krachtmeting. Chronologie van een depressie. Baarn (Ambo) 1995

BAYLEY, John: Elegie für Iris. Aus dem Englischen von Barbara Rojahn-Deyk. München (dtv) 2002

BEISHUIZEN, Tineke: Tineke. Libelle 32, 2009

BLAMAN, Anna: Eenzaam. In: De verhalen. Amsterdam (J. M. Meulenhoff) 1992

BRAMPTON, Sally: Das Monster, die Hoffnung und ich. Wie ich meine Depression besiegte. Aus dem Engl. von Veronika Dünninger. © 2009 Bastei Lübbe GmbH & Co. KG, Köln

BUUREN, Maarten van: Kikker gaat fi etsen. Rotterdam (Lemniscaat) 2008

COENEN, Frans: Bleke levens. Den Haag (Loman & Funke) 1899

DAM, A. van: Leserbrief. In: De Volkskrant 2009, 21. August

DEISLER, Sebastian: zitiert nach Rosentritt, Michael: Sebastian Deisler. Zurück ins Leben. Die Geschichte eines Fußballspielers. Hamburg (Edel Germany) 2009

EEDEN, Frederik van: Wie Stürme segnen. Übersetzung der zitierten Textstellen von Eva Grambow. Berlin und Leipzig (Schuster & Loeffler) 1907

HAIG, Matt: Ziemlich gute Gründe, am Leben zu bleiben. München (dtv) 2016

HAIJTEMA, Arno: De donkere kant. De Volkskrant 2019, 11. Februar

HEMMERECHTS, Kristien: Taal zonder mij. Amsterdam (Atlas) 1998

HERMANS, Toon: Wie is jong, wie is oud? Baarn (Fontein) 1990

HOUTEN, Carice van: zitiert nach Zagt, Ab: Carice wil een lekkere man tegen zich aan. In: AD, 2009, 8. Oktober

JONG, Peter de & BERG, Insoo Kim: De kracht van oplossingen. Lisse (Swets en Zeitlinger) 2001. Originaltitel: Interviewing for Solutions

KAHN, René: In de spreekkamer van de psychiater. Amsterdam (Balans) 2008

KUIPER, Piet C.: Seelenfinsternis. © 1988 SDU uitgeverij, 's-Gravenhage. Aus dem Niederländischen von Marlis Menges. © S. Fischer Verlag GmbH, Frankfurt am Main 1991

KULITZA, Karl: Ich hatte Depressionen. Aus der Einsamkeit zu neuer Lebensfreude. Ein Betroffener berichtet und gibt Rat. Berlin (Ullstein Verlag) 1997

KUTTNER, Sarah: Mängelexemplar. © S. Fischer Verlag GmbH, Frankfurt am Main 2009

LESSING, Doris: Unter der Haut. © 1994 by Hoffmann und Campe Verlag, Hamburg

LEWIS, Gwyneth: Zonnen in de regen. Amsterdam (Uitgeverij Nieuwezijds) 2004. Originaltitel: Sunbathing in the Rain: A Cheerful Book on Depression. 2002

LIVINGSTONE, Gordon: Zu früh alt und zu spät weise? 30 unbequeme Wahrheiten, um aus dem Leben klug zu werden. Aus dem Englischen von Jochen Lehner. © 2006 Integral, München, in der Verlagsgruppe Random House GmbH

LÜTZ, Manfred: Irre! Wir behandeln die Falschen. Unser Problem sind die Normalen. Gütersloh (Gütersloher Verlagshaus) 2009

MANNING, Martha: Am eigenen Leibe. Von der Psychotherapeutin zur Patientin. Aus dem Amerikanischen von Christina Strüh und Adelheid Zöfel. © 1996 Droemersche Verlagsanstalt Th. Knaur Nachf. GmbH & Co. KG, München

MARTIN, Lorna: Das Leben, die Liebe und ein Jahr auf der Couch. © Lorna Martin 2008. Aus dem Englischen von Maria Andreas. © S. Fischer Verlag GmbH, Frankfurt am Main 2009

NIKLEWSKI, Günther & Riecke-Niklewski, Rose: Depression überwinden. Niemals aufgeben. Berlin (Stiftung Warentest) 2008

OZ, Amos: Eine Geschichte von Liebe und Finsternis. Aus dem Hebräischen von Ruth Achlama, S. 642f. © Amos Oz 2002. © der deutschen Ausgabe Suhrkamp Verlag, Frankfurt am Main 2004

PESESCHKIAN, Nossrat: Der Kaufmann und der Papagei. © Fischer Taschenbuch Verlag GmbH, Frankfurt am Main 1979

PIRSIG, Robert M.: Zen und Die Kunst ein Motorrad zu warten. © Robert M. Pirsig 1974. Aus dem Amerikanischen von Rudolf Hermstein. © S. Fischer Verlag GmbH, Frankfurt am Main 1976

PLATEN, August von: Die Tagebücher des Grafen August von Platen. Übersetzung der zitierten Textstellen von Eva Grambow. Hrsg. G. v. Laubmann u. L. v. Scheffler, Stuttgart (2 Bde.) 1896/1900

PSYCHOLOGIES: Independent Women (Leserbrief). Dezember 2007

ROONEY, Sally: Normal people. London (Faber & Faber) 2018

ROSENBOOM, Thomas: zitiert nach Cerutti, Sofie: Verscheurd tussen angst en nieuwsgierigheid. In: Trouw, 2009, 27. August

ROTH, Philip: Operation Shylock. Ein Bekenntnis. Aus dem Amerikanischen von Jörg Trobitius © 1994 Carl Hanser Verlag, München

SCHMIDT, Annie M. G.: zitiert nach Zijl, Annejet van: Anna. Amsterdam (Van Nijgh en Ditmar) 2002

SERVAN-SCHREIBER, David: zitiert nach Oden, Edwin: Hoop is een krachtig medicijn. In: Psychologie Magazine, Juli/August 2008, S. 96–98

SHAKESPEARE, William: Der Kaufmann von Venedig. In: Sämtliche Werke, Hrsg. A. W. Schlegel u. L. Tieck, Band 1: Komödien. Lizenzausgabe der Wissenschaftlichen Buchgesellschaft, Darmstadt 1984

SOLOMON, Andrew: Saturns Schatten. Die dunklen Welten der Depression. Aus dem Amerikanischen von Hans Günter Holl unter Mitarbeit von Carl Freytag. Übersetzung der zitierten Textstellen von Eva Grambow nach dem niederländischen Text. Frankfurt am Main (S. Fischer Verlag GmbH) 2001

STYRON, William: Sturz in die Nacht: Die Geschichte einer Depression. Berlin (Ullstein TB-Verlag) 2010

TOLSTOI, Leo: Krieg und Frieden. Übersetzung der zitierten Textstellen von Eva Grambow. München (Winkler) 1956

TSCHECHOW, Anton: Meisternovellen. Aus dem Russischen von Rebecca Candreia © 1946 by Manesse Verlag, Zürich, in der Verlagsgruppe Random House GmbH, München

UDINK, Betsy: Klein leed. Amsterdam (Meulenhoff) 2001

VESTDIJK, Simon: De Persconferentie. Amsterdam (De Bezige Bij) 1975

WIEG, Rogi: Fantoompijn van een afgesneden ziel. In: Oderwald, A., Neuvel, K., Hertogh, C. (red.): Pijn. Over literatuur en lijden. Utrecht (De Tijdstroom) 2004

WURTZEL, Elizabeth: Verdammte schöne Welt. Mein Leben mit der Psycho-Pille. Byblos Verlag (Berlin) 1994

YALOM, Irvin D.: Die Reise mit Paula. Aus dem Amerikanischen von Hans-Joachim Maass. München (btb) 2000

BENUTZTE FACHLITERATUR

1. KAPITEL

AVENEVOLI, S., KNIGHT, E., KESSLER, R. C., KIES MERINKANGAS, H.: Epidemiology of depression in children and adolescents. In: Abela, J. Z., Hankin, B. J. (Hrsg.), Handbook of depression in children and adolescents. London (Guilford Press) 2008

GREIST, J. H., JEFFERSON, J. W.: Depression and its treatment. Washington (American Psychiatric Press) 1992

KLEIN, Ger: Over de rooie. Autobiografische notities van een voormalig PvdA-politicus over zijn manisch-depressieve ziekte. Amsterdam (Balans) 1994

LAZARUS, R. S., DELONGIS, A.: Psychological stress and coping in aging. American Psychologist, 1983, 38: 245–254

LÜTZ, Manfred: Irre! Wir behandeln die Falschen. Unser Problem sind die Normalen. Gütersloh (Gütersloher Verlagshaus) 2009

MINDERAA, R. B., DEKKER, J.: Diagnostiek en behandeling van depressie bij kinderen en jeugdigen. In: DEN BOER, J. A. et al. (Hrsg.), Handboek stemmingsstoornissen. Maarsen (Elsevier/De Tijdstroom) 1999

NEEL, Armon. J.: 10 Types of medications that can make you feel depressed. In: https://www.aarp.org/health/drugs-supplements/info-02-2012/medications-that-can-cause-depression.html

WHOOLEY, M., AVINS, A., MIRANDA, J. et al.: Case-finding instruments for depression. Two questions are as good as many. Journal of General Internal Medicine, 1997, 12: 439–45

2. KAPITEL

LÜTZ, Manfred: Irre! Wir behandeln die Falschen. Unser Problem sind die Normalen. Gütersloh (Gütersloher Verlagshaus) 2009

STRAUSS, Claudia J.: Talking to depression. Simple ways to connect when someone you love is depressed. New York (NAL Trade) 2004

3. KAPITEL

BLOM, M. B. J.: Combination treatment for depressed outpatients. Amsterdam (Academic Thesis) 2007

BOCKTING, C. L. H. et al.: Effectiveness of preventive cognitive therapy while tapering antidepressants versus maintenance antidepressant treatment versus their combination in prevention of depressive relapse or recurrence (DRD study): a three-group, multicentre, randomised controlled trial. In: Lancet Psychiatry, 2018, 5(5): 401–410

CBO, Kwaliteitsinstituut voor de Gezondheidszorg & Trimbos-instituut: Multidisciplinaire richtlijn depressie. Richtlijn voor de diagnostiek en behandeling van volwassen cliënten met depressie. Utrecht (Trimbos-instituut) 2005

CIPRIANI, Andrea et al.: Comparative efficacy and toleralibility of antidepressants for major depressive disorder in children and adolescents: a network meta-analysis. The Lancet, 2016, 338, 10047: 881–890

CUIJPERS, P., STRATEN, A. van, WARMERDAM, L., ANDERSSON, G.: Psychological treatment of depression: A meta-analytic database of randomized studies. In: BMC Psychiatry, 2008, 8: 36

CUIJPERS, P., SMIT, F., BOHLMEIJER, E., HOLLON, S. D., ANDERSSON, G.: Efficacy of cognitive-behavioral therapy and other psychological treatments for adult depression: meta-analytic study of publication bias. In: The British Journal of Psychiatry, 2010, 196, 173–178. doi: 10.1192/bjp.bp.109.066001

DERUBEIS, Robert J. et al.: Cognitive therapy vs. medications in the treatment of moderate to severe depression. In: Arch Gen Psychiatry, 2005, 62: 409–416

DONKER, T., GRIFFITHS, K. M., CUIJPERS, P., CHRISTENSEN, H.: Psycho education for depression, anxiety and psychological distress: a meta-analysis. In: BMC Medicine, 16. Dezember 2009, 7, 79

HOPKINS TANNE, Janice: Cognitive therapy is as good as drugs for depression. In: BMJ, April 2005, 330, 810

HUBBLE, Mark L., DUNCAN, Barry L., MILLER, Scott D.: The heart and soul of change. What works in therapy. Washington (American Psychological Association) 1999

KIRSCH, Irving, SAPIRSTEIN, Guy: Listening to Prozac but Hearing Placebo: a Meta-Analysis of antidepressants Medication. In: Prevention & Treatment 1, Juni 1998, 2

MIERAS, Mark: Ben ik dat? Amsterdam (Nieuw Amsterdam) 2007

NATIONAL INSTITUTE FOR CLINICAL EXCELLENCE: Depression. Management of depression in primary and secondary care. Clinical Guideline 23, London (NICE) 2004

SPIJKER, J. J.; BLOM, M. B. J: De multidisciplinaire richtlijn depressie. In: Tijdschrift voor Psychatrie, 2006, 48: 921–925

TURNER, E. H.; MATTHEWS, A. M.; LINARDATOS, E.; TELL, R. A.; ROSENTHAL, R.: Selective publication of antidepressivant medication and its influence on apparent efficacy. In: The New England Journal of Medicine, 2008, 358: 252–260

VERMEULEN, M.: Zonder partydrug ketamine had de ernstig depressieve Harry Ketamin misschien niet meer geleefd. In: De Volkskrant, 2017, 23. Juni

4. KAPITEL

BAKKER, Bram: Antidepressiva weer onder vuur. In: AD, 2008, 8. November

LAZARUS, A. A.: I can if I want to. New York (Warner Books) 1982

LICHT, Els: The long term prognosis of depression in primary care. Promotie Vrije Universiteit, 2008, 18. April

OUDENHOVE, Ch. van; COSTER, I. de; AMEELE, H. van den; FRUYT, J. de; GOETINCK, M.: De aanpak van depressie door de huisarts. Leuven (LannooCampus) 2007

PRINS, M.; VERHAAK, P. F. M.; BENSING, J. M.; MEER, K. van der: Health beliefs and perceived need for mental health care of anxiety and depression – the patients' perspective explored. In: Clinical Psychology Review, 2008, 28, 6: 1038–1058

VERHULST, J.: Jezelf kunnen, willen, durven veranderen. Lisse (Swets & Zeitlinger) 2001

VERMEULEN, M.: Dieper dan een dip. In: De Volkskrant, 2008, 22. Januar

6. KAPITEL

BURNS, A.; RABINS, P.: Carer burden in dementia. In: International Journal of the Geriatric Society, 2000, 15: 9–13